U0121820

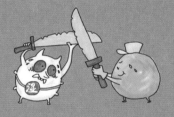

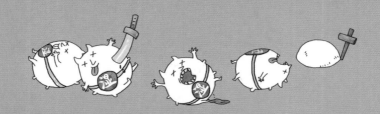

对症 除湿自助手册

李志刚／编著

全国百佳图书出版单位

化学工业出版社

·北京·

图书在版编目（CIP）数据

对症除湿自助手册/李志刚编著. —北京：化学工业
出版社，2023.8
ISBN 978-7-122-43484-5

Ⅰ.①对… Ⅱ.①李… Ⅲ.①祛湿（中医）-手册
Ⅳ.①R256-62

中国国家版本馆CIP数据核字(2023)第087131号

全案策划

逗号张文化

责任编辑：高霞 　　　　　　　　　　　　装帧设计：逗号张文化
责任校对：张茜越

出版发行：化学工业出版社 （北京市东城区青年湖南街13号 　邮政编码100011）
印　　　装：北京缤索印刷有限公司
710mmx1000mm 　　1/16 　印张10 　字数190千字 　2024年1月北京第1版第1次印刷

购书咨询：010–64518888 　　　　　　　　　售后服务：010–64518899
网　　　址：http://www.cip.com.cn
凡购买本书，如有缺损质量问题，本社销售中心负责调换。

定　　价：59.80元 　　　　　　　　　　　　　　　版权所有 　违者必究

听说"千寒易除，一湿难祛"，"湿"真的那么可怕吗？

 "湿"的可怕之处在于难缠。一旦沾染上它，就像穿了一件湿衣服，湿答答地贴在身上，浑身不清爽。很多不舒服的症状，都是"湿"带来的。

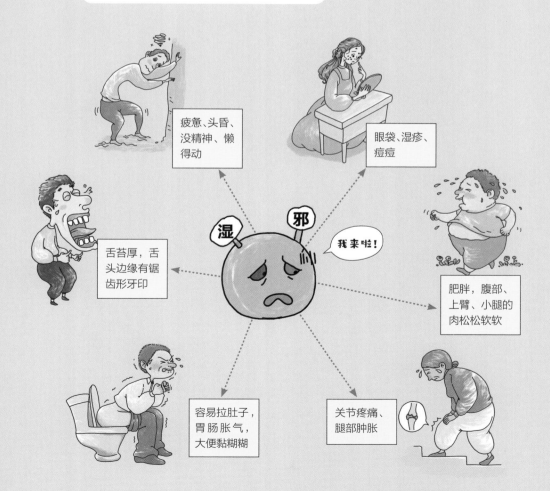

原来这些都是"湿"的信号！ 我还以为拉肚子就是因为吃坏了东西，长痘痘是熬夜熬出来的呢！

除了前面这些，"湿"还经常"呼朋唤友"，联合其他致病因素给身体带来疾病，像感冒、头痛、口腔溃疡、腹泻、便秘、关节痛、肩周炎、痛经、白带异常等等，都是它们的"杰作"。

看起来这么多病都跟湿有关，那么除湿要从哪里开始呢？

想要把湿真正治好，首先要调理好五脏六腑。脾虚了容易生湿，肾阳不够了湿就开始在体内积蓄，肺不好了湿就四处扩散。祛湿，还需要把它们给搞好，让"湿"无处可去，只能灰溜溜地走掉。

听您这么一说，我觉得祛湿好难啊。除了去医院看中医，是不是就没有别的办法了？

既然"湿"与日常生活密切相关，我们也一定能在生活中找到对付它的好方法。"假舟楫者，非能水也，而绝江河。"建议你没事的时候翻翻这本书，看看"湿"是怎么作乱的，了解与湿有关的疾病是怎么调养的，学一学日常生活中要如何祛湿，相信总能找到适合自己的方法。

第一章

很多不舒服，都与"湿"有关

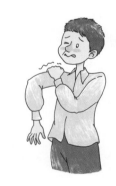

第二章

与湿相关疾病的对症调养

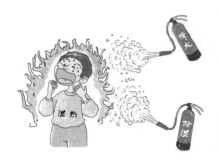

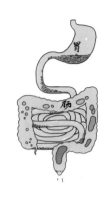

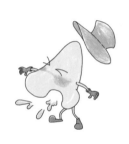

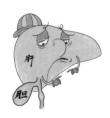

第三章

日常“除湿”的小妙招

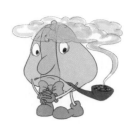

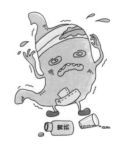

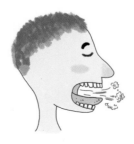

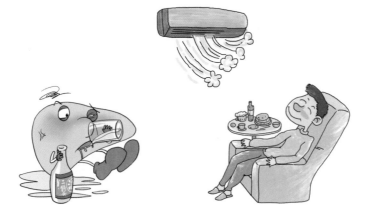

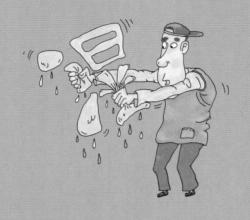

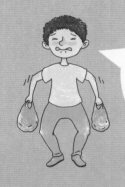

头晕没精神，
浑身没劲儿，
脸上痘痘冒个不停，
口臭，
口腔溃疡，
小腿肿胀，
一下雨就关节酸痛
……

身体出现这些问题，都是"湿"惹的祸。

可是，有人做了各种检查，就是查不出来"湿"这种东西。"湿"究竟是什么？又是从哪里来的呢？要怎么去除呢？

"湿"是堵在我们身体里的垃圾，它可谓是看不见摸不着，几乎所有疾病都有它的影子，却很难把它单独"摘出来"，要解决它，需要从多方面下手。

第一章

很多不舒服，
都与"湿"有关

·气候、环境潮湿
·淋雨、穿湿衣服
·水中劳作
·长时间吹空调
……

外湿　内湿

脾、肺或肾出了问题，影响水液运化和代谢废物的排出，使其堵在身体里

身上有湿，身体沉重、头昏、犯困

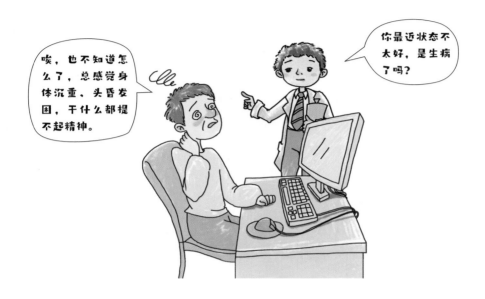

 阴雨天时我也常有这种感觉，我还以为是受天气的影响呢。

　　"状态不好"，身体困重、头昏、提不起精神，这是体内有"湿"的表现。体内有"湿"，和我们所处的气候和环境密切相关。

　　阴雨天里，气压低、湿度大，水汽凝结成雾，氤氲不散，人会感觉胸闷、精神沉郁、肌肤黏腻，很不舒服。

　　"湿"就相当于人体里的雾气，它堵在身体里，影响到气的升降、血的流通，人自然也会有类似的感觉。

 怪不得有朋友说总感觉头上像被包裹了一层东西，身体沉重，原来是有湿气的缘故。

自然界的湿邪引起的湿病称为"外湿"，主要表现为：轻微怕冷，体温略高，头重如有物裹，四肢酸楚或关节酸痛。这时"湿"还停留在体表，除"湿"工作应早安排，防止"湿"深入到内部。

身体肿，是体内的"水"排不出去

湿气检测站：你"肿"了吗？

下面是身体肿的几个表现，如果占2条或2条以上，说明体内湿气重，需要除湿、祛水肿了。

☐ 早上起来发现眼睛或脸部浮肿，有黑眼圈。

☐ 常觉得小腿早上比较细，但到了下午或傍晚腿就粗了一圈，鞋子变紧。

☐ 用拇指按压脚背或小腿前内侧，3秒后放开，皮肤上出现一个坑，过一会儿才平复。

我一直以为早上起来变成肿眼泡，是睡前喝水太多引起的。

睡眠过多或过少、睡姿不当、睡前喝水都会引起眼睑皮下组织的液体潴留，造成水肿，其根本原因是湿气重。

身体湿气重，堵住了水湿运化的通路，代谢产生的废物排不出去，堆积在眼周部位，还会引起"熊猫眼"等问题。

下肢水肿跟湿气重又有什么关系？

湿性趋下，就像水往低处流一样，喜欢往人体下部走，所以湿气重的人也容易下肢水肿。特别是久站、久坐之后，下肢水肿会更加明显。

有的女性在来月经前后的那几天，也有眼睑、面部或下肢浮肿的情况，也是因为"湿"吗？

没错，这种情况是因为脾肾阳虚，不能把体内的水湿运化出去，使湿浊泛溢于肌肤所致。

关节炎、肌肉痛，八成是"风湿"在作怪

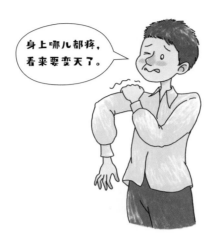

身上哪儿都疼，看来要变天了。

看到"风湿"二字，千万不要以为就是"风湿病""关节炎"，在中医看来，"风"和"湿"是两种致病的"邪气"，它们和其他病邪勾结，趁人体抵抗力低时侵袭人体，注于经络，留于关节，阻碍气血运行。"不通则痛"，所以风湿来了，不光是关节痛，肌肉也痛。

中医里又把上面这种情况称为"痹证"，常见的有风寒湿痹和风湿热痹。因为各人的体质和病邪的强弱不同，表现出来的症状也有差异：

类型	主导病邪	主要症状
风寒湿痹	风气偏盛	四肢关节、肌肉呈游走性疼痛，疼痛部位不固定，多见于上肢、肩背
	寒邪偏盛	肢体关节、肌肉冷痛，疼痛剧烈，疼痛部位固定，得热疼痛缓解，阴雨天或遇冷疼痛加重，伴有手脚冰凉的症状
	湿气偏盛	肢体关节、肌肉肿胀、酸痛、沉重、麻木，伴有全身困重、嗜睡、胸闷、消化不良等症状
风湿热痹	湿热偏盛	肢体关节、肌肉红肿热痛，遇热疼痛加剧

风湿的发生跟变天又有什么关系呢？

邪气致病有一个条件，就是人体抵抗力低，没法抵御它们的"进攻"。天气发生变化时，由晴转阴，冷热交错，或者雨水变多，再加上不注重生活细节，很容易损伤阳气，给病邪打开方便之门。

风是流动的，刮起来时无孔不入，它不单自己跑，还会带着寒湿、湿热之类的病邪一起跑，所以有的人一变天就被风湿"盯"上，全身哪儿都痛。

怕冷、拉肚子，可能是寒气找上了"湿"

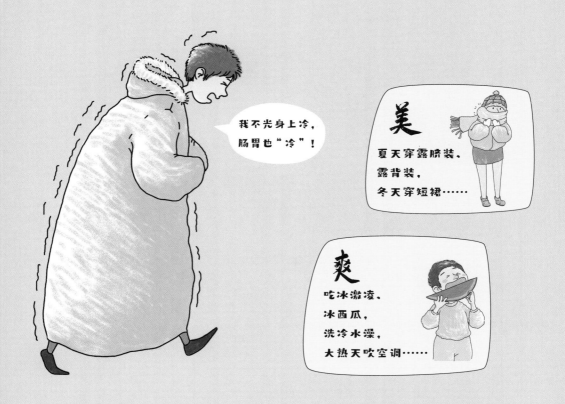

我不光身上冷，肠胃也"冷"！

美

夏天穿露脐装、
露背装，
冬天穿短裙……

爽

吃冰激凌、
冰西瓜、
洗冷水澡、
大热天吹空调……

小心！爽和美带来的可是"寒"。"寒"本身是一种邪气，它侵入人体后很容易与"湿"勾结，加大"湿"的破坏力。尤其是处于人体中部的消化系统，更是寒湿盘踞的"重灾区"。

所以我们常说的"受凉拉肚子"，真相竟然是"受了寒湿拉肚子"？

"受凉拉肚子"是一过性的，很快就好。

"受了寒湿拉肚子"是一吃凉的就拉肚子，拉肚子时还总是感觉拉不干净。这种拉肚子很"缠人"，要持续很长时间。这类人群也特别怕冷，怕吹风、吹空调，手脚常年冰冷。

很多人以为怕冷、爱拉肚子是因为身体虚，其实是因为寒湿重。不仅如此，寒重一分，则湿亦重一分，寒湿互结，时间一长会在体内各处凝结变成"痰"，成为多种慢性病和肿瘤的隐患，千万不能忽视！

脸上长痘痘，不全是因为"上火"

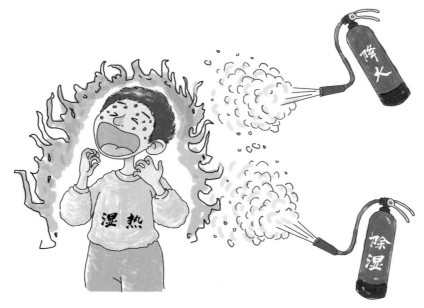

我原以为长痘痘是身体里火气大，把火气降下来就好，没想到还要除湿。

你是否注意到，"痘痘"好发于前额、面颊、唇周这些部位？人体十二经脉之一的足阳明胃经就分布在这些部位，我们在进食了油腻辛辣的食物之后，胃中的食火循经而上发为粉刺痤疮，长久发展，湿热内蕴化毒，就会形成囊肿、结节，给皮肤造成不可逆的损害。

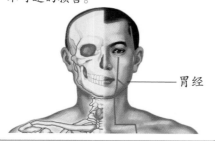
———— 胃经

不光是长痘痘，实际上多种皮肤病如湿疹、荨麻疹、湿疮等，都与湿热有关。

此外，像鼻干、鼻出血、牙龈肿痛、口臭、口疮，这些我们习惯称为"上火"的问题，也都是湿热在作怪。湿与热的关系是你中有我，我中有你，如果只是单纯地降火，没有除湿，可能一开始有效果，但不久又会"反弹"。

被湿热缠上，不光是爱上火、皮肤病反反复复，还容易引起糖尿病、高脂血症、高尿酸血症等代谢性疾病，带来更严重的健康问题。

湿热和寒湿：你是哪种湿？

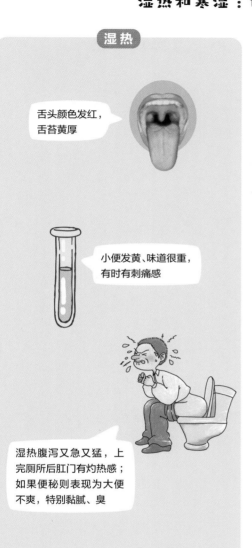

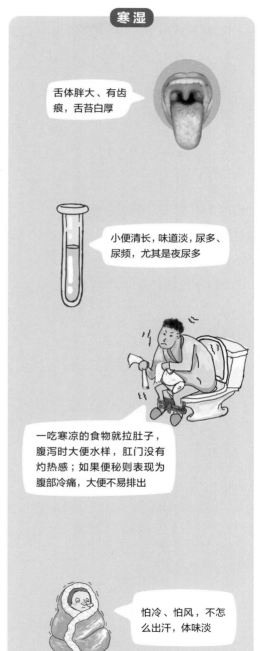

湿热

舌头颜色发红，舌苔黄厚

小便发黄、味道很重，有时有刺痛感

湿热腹泻又急又猛，上完厕所后肛门有灼热感；如果便秘则表现为大便不爽，特别黏腻、臭

容易上火、口臭、口疮、长痘痘，体味较重

寒湿

舌体胖大、有齿痕，舌苔白厚

小便清长，味道淡，尿多、尿频，尤其是夜尿多

一吃寒凉的食物就拉肚子，腹泻时大便水样，肛门没有灼热感；如果便秘则表现为腹部冷痛，大便不易排出

怕冷、怕风，不怎么出汗，体味淡

聚湿成痰，人变胖了，血糖血脂也高了

我们都知道，"三高"是一种生活方式病，它们的形成跟不当的饮食和生活习惯有关，而**不当的饮食、不良的生活习惯**又是痰湿形成、堆积体内的"温床"。

饮食不当	伤害脾胃，影响食物消化、水湿运化，使膏脂和水湿蓄积体内
不良生活习惯	导致人体代谢异常，影响代谢"垃圾"排出而使其堆积在血液和体液中

无论是痰还是湿，都是体内水液停滞的一种状态，是肉眼看不到的，当然也检查不出来。聚湿成痰，痰是湿郁积的结果。有的湿还没来得及成痰，就跟痰"混"在一起，形成了痰湿。

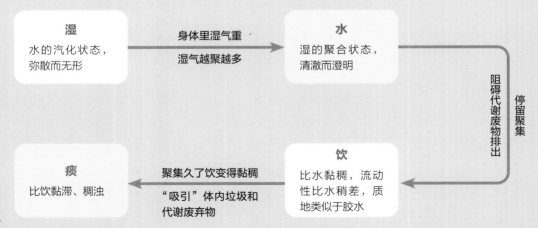

湿
水的汽化状态，弥散而无形

身体里湿气重
湿气越聚越多

水
湿的聚合状态，清澈而澄明

阻碍代谢废物排出

停留聚集

痰
比饮黏滞、稠浊

聚集久了饮变得黏稠
"吸引"体内垃圾和代谢废弃物

饮
比水黏稠，流动性比水稍差，质地类似于胶水

听说，胖人大都是痰湿体质？

没错，所谓"胖人多痰湿"，而痰湿体质主要跟脾胃失调有关。

　　肥胖的人大都有"嘴壮"的特点，吃得太多、太杂，损伤了脾胃，食物的精华得不到消化吸收就变成了膏脂和水湿，也就是痰湿。痰湿性质黏腻、稠浊，又会阻碍气血运行，影响人体代谢，使膏脂和水湿在体内越积越多，人变得越来越胖。

　　当然，痰湿不光是跟肥胖"有缘"，它还会随气血到处流窜，停在哪里，哪里就会有问题。

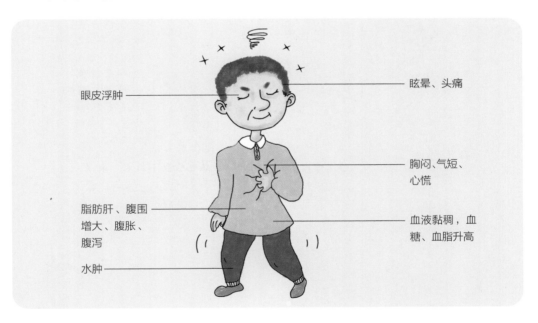

眼皮浮肿

眩晕、头痛

胸闷、气短、心慌

脂肪肝、腹围增大、腹胀、腹泻

血液黏稠，血糖、血脂升高

水肿

看来得注意控制一下体重了。

体重较重不等于一定肥胖哦。有的人虽然很重，但肌肉结实、体形壮硕，脾胃功能正常，代谢也没有问题。

　　痰湿肥胖的人群需要控制体重，因为身体堆积了过多的脂肪，是"三高"青睐的对象。这类人群的肚子和四肢的肉都是松软的，特别是腰腹赘肉较多，容易形成"游泳圈"。

　　另外，令人闻之色变的痛风，在痰湿、湿热体质的人群中发病率更高，所以远离"三高"和痛风，除湿是必不可少的。

为何湿气总跟月经"过不去"

医生，我这几天来月经，总觉得肚子胀胀的，月经量也变少了。

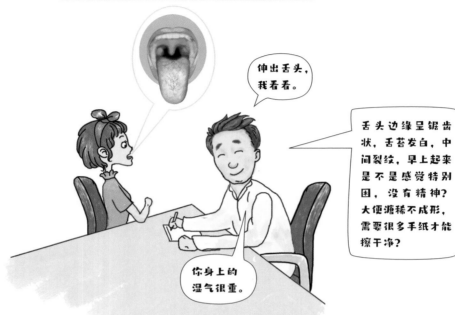

伸出舌头，我看看。

舌头边缘呈锯齿状，舌苔发白，中间裂纹，早上起来是不是感觉特别困，没有精神？大便溏稀不成形，需要很多手纸才能擦干净？

你身上的湿气很重。

湿气重跟月经有啥关系？

关系很大。女性的胞宫（内生殖器官）一向是寒湿侵袭的"重灾区"，而胞宫受寒，湿气凝聚，很容易阻塞冲脉、任脉，使它们无法正常调节胞宫的气血，月经就会推后，月经量也会变少。寒湿瘀阻长期得不到解决，还有可能导致闭经。

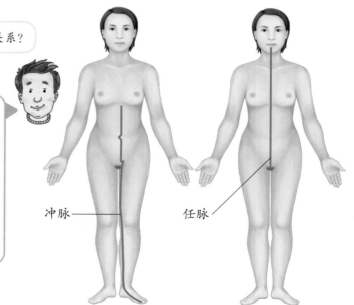

冲脉

任脉

那月经过多跟湿气没什么关系吧?

不，月经过多也跟湿气脱不了干系。湿气郁积日久，化生为痰浊，内阻于胞宫，易损伤血络而导致月经过多、痛经。尤其是湿热体质的人，不仅湿重，而且有热，热的特点就是快、急，容易让月经提前，且经血排出时又快又急。

不光是月经病，白带异常、妊娠和产后的多种妇科问题，都跟"湿"密切相关，所以女性朋友平时要注意保暖，坚持运动，远离各种生"湿"因素。

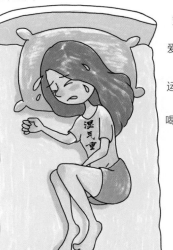

月子里受风受寒

居室不通风   地处湿气重区域

淋雨   穿得少

口味重   爱吃凉

老坐着   熬夜

爱吃肉   运动少

睡不够   喝酒抽烟

妊娠不适：恶心、呕吐、胸闷、反酸烧心严重

月经问题：月经不调、经前腹泻、痛经

月子病：产后呕吐、腹泻、水肿、恶露不畅、身体酸痛

白带异常：白带多，颜色发黄，质地黏稠，味道重

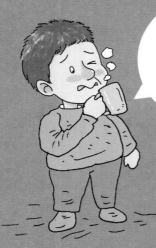

咳嗽快半个月了，
止咳糖浆快见底了，
煮梨水也没少喝，
可总不见好。

第二章

与湿相关疾病的对症调养

止咳药也分很多种。如果咳嗽是寒湿引起的，你却一直喝清热的止咳糖浆，那么之前的调养可以说是"南辕北辙"。

啊？ 一个咳嗽都这么复杂？

可不！一些疾病看起来跟"湿"无关，但其实常常有湿邪"混迹其中"，要分清是哪种"湿"，对症调养才能好得快。

头痛

对症化湿，湿去则头痛自安

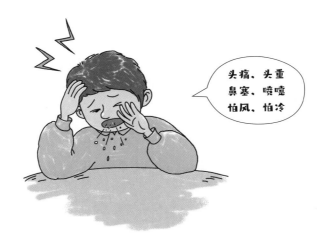

头痛、头重
鼻塞、喷嚏
怕风、怕冷

感冒初期，很多人除了打喷嚏、鼻塞之外，还有头痛的经历。这种头痛可能是寒湿在作怪。头位于人体的高处，是阳气聚集之处，最容易受到风寒侵袭，此时寒湿还在体表，没有深入体内，属于"外湿"。

对付风寒头痛的方法是解表散寒，祛风化湿。症状轻微的，用厨房里常备的两种调味料——葱和姜就能解决。方法是制作生姜葱白水：

生姜葱白水

材料 生姜一小块，葱1~2根。

做法 生姜洗净，切片；葱洗净，切小段。将生姜和葱一起放入锅中，加3碗水，大火煮沸后转小火再煮20分钟，然后将汤过滤到碗中即成。

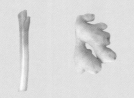
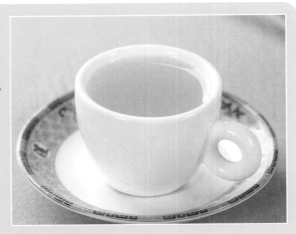

葱、姜、蒜被称为"厨房三宝"，虽不起眼，却有着不凡的保健功效。生姜、葱白能解表发汗、散寒通阳，加快人体内寒湿之气的排出。天冷尤其是下雨天，从外面回来，喝一碗热乎乎的生姜葱白水，能预防头痛、感冒的发生。

另外，荆防颗粒、午时茶、风寒感冒颗粒等中成药对风寒感冒症状有很不错的缓解效果，可根据情况选择其中一种服用①：

名称	主要成分	功效
荆防颗粒	荆芥、防风、羌活、独活、川芎、柴胡、前胡、枳壳、桔梗、茯苓、甘草	发汗解表，散风祛湿。用于风寒感冒，症见头身疼痛，恶寒无汗，鼻塞流涕，咳嗽
午时茶	广藿香、紫苏叶、苍术、陈皮、厚朴、白芷、川芎、羌活、防风、山楂、麦芽、六神曲、枳实、柴胡、连翘、桔梗、前胡、红茶、甘草	祛风解表，化湿和中。用于外感风寒、内伤食积证，症见恶寒发热、头痛身楚、胸脘满闷、恶心呕吐、腹痛腹泻
风寒感冒颗粒	麻黄、葛根、紫苏叶、防风、桂枝、白芷、陈皮、苦杏仁、桔梗、甘草、干姜	解表发汗，疏风散寒。用于风寒感冒，症见恶寒发热，鼻流清涕，头痛，咳嗽

如果家里有条件，还可以艾灸。艾叶是一味温经散寒的中药，制成艾绒点燃后，其热力温和地渗入人体，可以更好地祛除体内的寒气。

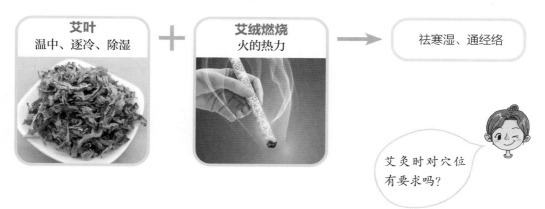

艾叶
温中、逐冷、除湿

艾绒燃烧
火的热力

祛寒湿、通经络

艾灸时对穴位有要求吗？

头痛时，可以艾灸风府穴。风府是人体最易受风、引起头痛的穴位，也是最容易疏散风邪的穴位。用艾灸的温热刺激这个穴位，能快速把侵犯头部的寒湿之气驱散，起到缓解头痛的作用。

艾灸前，可先用拇指指腹画圈按揉风府穴3分钟左右，力度由轻渐重，以感觉酸胀为宜。然后再请家人将艾条点燃，在距离皮肤2~3厘米处灸穴位10~15分钟。

如果头痛的同时，还伴有颈部疼痛，可加灸风池。风池就在风府的两旁，它对感冒引起的颈部疼痛、眩晕有很好的改善作用。艾灸的方法与风池相同。

① 请在使用本书推荐的中成药前咨询医生，充分了解其用前须知、用法、用量等，切勿自行随意使用。

第二章 与湿相关疾病的对症调养

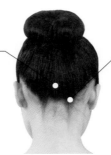

风府 —— 在颈后区，头稍仰，从项后发际正中向上推至枕骨处的止点即是。

风池 —— 在颈后区，枕骨下两条大筋外缘凹陷处，大致与耳垂齐平处。

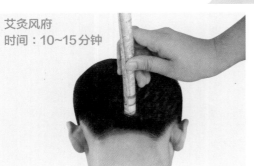

艾灸风府
时间：10~15分钟

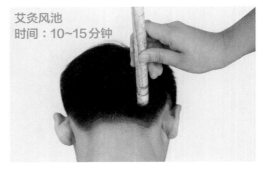

艾灸风池
时间：10~15分钟

当然，不是所有的头痛都适合艾灸。对于风热感冒引起的头痛，就不可以用艾灸来治疗。

风热感冒常见于夏季，是外感风热之邪而导致的感冒，风热主要侵袭肺部，所以发热、鼻塞、流黄鼻涕、咽喉肿痛是主要症状，同时还有头痛、口干、便秘、小便发黄等。这时的头痛可以喝土茯苓菊花汤来缓解。

土茯苓菊花汤

材料 菊花、土茯苓各30克，冰糖适量。

做法 砂锅里加入3碗清水、土茯苓片，大火煮沸后转小火煮25分钟，然后加入菊花、冰糖，继续煮5分钟，放凉后饮用。

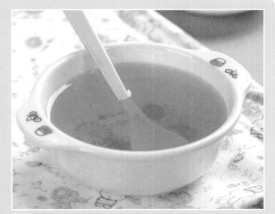

菊花疏风清热，土茯苓除湿、通经络，湿热引起的头痛、咽喉肿痛、湿疹等都可以用它们来缓解。另外，这个方子对于缓解偏头痛也有不错的效果。

另外，也可以选择桑菊感冒片或银翘解毒片等中成药来缓解风热感冒症状：

名称	主要成分	功效
桑菊感冒片	桑叶、菊花、薄荷素油、苦杏仁、桔梗、连翘、芦根、甘草	疏风清热，宣肺止咳。用于治疗风热感冒初起，头痛、咳嗽、口干、咽痛
银翘解毒片	金银花、连翘、薄荷、荆芥、淡豆豉、牛蒡子、桔梗、淡竹叶、甘草	疏风解表，清热解毒。可用于治疗风热感冒，用于缓解发热头痛、咳嗽口干、咽喉疼痛等症状

此外，还可以按摩曲池来祛湿热、缓解头痛：用食指指端来回搓曲池，直到皮肤发红为止。也可以用刮痧板来回刮拭，刮3~5分钟，以出痧为度，把湿排出来。

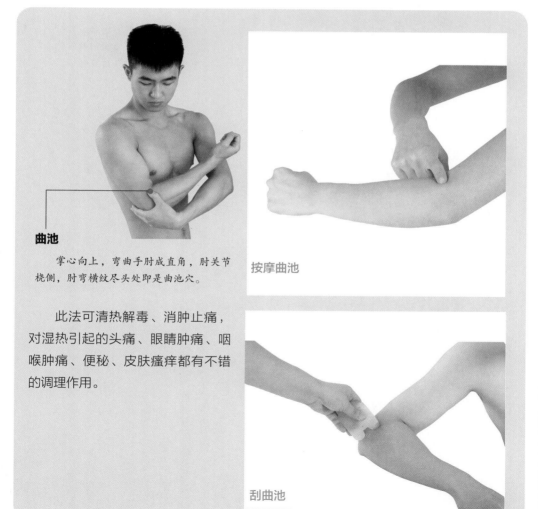

曲池

　掌心向上，弯曲手肘成直角，肘关节桡侧，肘弯横纹尽头处即是曲池穴。

　此法可清热解毒、消肿止痛，对湿热引起的头痛、眼睛肿痛、咽喉肿痛、便秘、皮肤瘙痒都有不错的调理作用。

按摩曲池

刮曲池

口苦口臭

清除湿热，调和肝脾

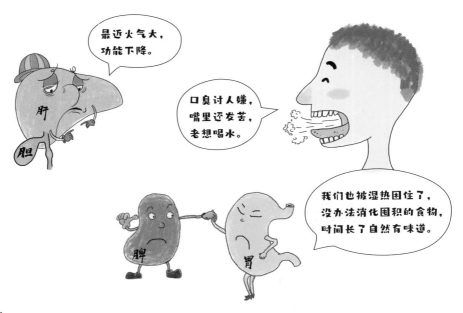

最近火气大，功能下降。

口臭讨人嫌，嘴里还发苦，老想喝水。

我们也被湿热困住了，没办法消化囤积的食物，时间长了自然有味道。

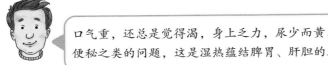

口气重，还总是觉得渴，身上乏力，尿少而黄，严重的还出现口腔溃疡、便秘之类的问题，这是湿热蕴结脾胃、肝胆的表现。

脾主运化，肝主疏泄，湿热影响到脾胃腐熟和运化水谷的功能，以及肝疏通气机的功能，则胃中的腐热之气会向上熏蒸，使口中产生难闻的气味。而肝胆疏泄失常，胆汁随胃气上逆，则会出现口苦的症状。要改善口苦口臭，需要清热、祛湿、清肝、健脾，利用一些药食同源的食物做成膳食，对消除口气很有帮助：

菊花薏苡仁冬瓜水

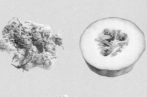

材料 菊花15克，薏苡仁30克，冬瓜100克，白糖适量。

做法 1.薏苡仁洗净；冬瓜去皮、洗净，切块。

2.将薏苡仁、菊花放入锅中，加适量水煮30分钟，去渣，再放入冬瓜煮20分钟左右，加白糖调味即可。

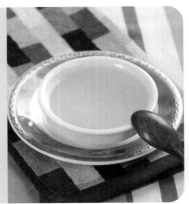

湿热蕴结肝胆还会引起明显的口苦症状，并伴有头晕、爱发脾气、脸色发黄、尿黄、肋部胀痛等症状。对于这种情况，可以自制清肝利胆的茶饮——蒲公英菊花茶。

蒲公英菊花茶

材料 蒲公英（干品）10克，菊花5克，金银花5克。

做法 将所有材料用凉水稍微冲洗一下，放入杯中，加入适量沸水，加盖闷泡10分钟左右。代茶饮用。

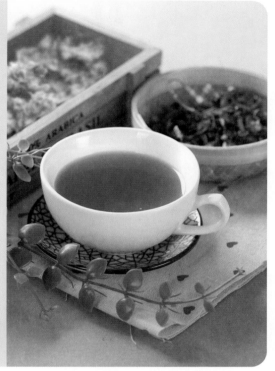

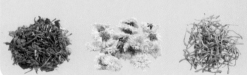

蒲公英、菊花、金银花都是清热解毒的能手，一起使用，有助于清除肝、胃湿热，改善口干、口苦、口臭、小便短赤等问题。

治疗口苦口臭的中成药有很多，可分为清胃热、去肝火、调理脾胃等，需要根据不同的发病原因选择相应的药物治疗。常见的中药有藿香清胃片、龙胆泻肝片等。应在医生指导下用药，避免药不对症，影响治疗效果或对机体造成影响。

名称	主要成分	功效
藿香清胃片	广藿香、石膏、栀子、防风、南山楂、六神曲、甘草	清热化湿、醒脾消滞。主要用于消化不良，脘腹胀满，不思饮食、口苦口臭
龙胆泻肝片	龙胆、黄芩、栀子、车前子、泽泻、木通、生地黄、柴胡、当归、甘草	疏肝利胆、清热除湿。改善肝胆湿热所致的头晕目赤、耳鸣耳聋、胁痛口苦、湿热带下等症状

人体也自带健脾消滞的"良药"——内庭穴和里内庭穴，以及清肝利胆的"良药"——阳陵泉穴和曲泉穴，用适当的方法按摩，可以消除口苦、口臭。

特效穴位：内庭、里内庭、阳陵泉、曲泉

内庭是足阳明胃经的常用腧穴之一，可以治疗胃病吐酸、腹胀、便秘等，里内庭可以消食导滞，刺激这两个穴位，可以缓解口苦、口臭。

拇指尖端放在里内庭上，食指尖端放在内庭上，用力掐按，直到出现酸痛感时放松，然后继续掐按，反复进行3分钟左右。

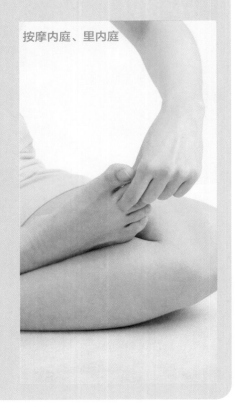

按摩内庭、里内庭

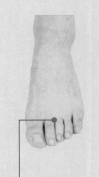

内庭

在足背，当第2、第3趾趾缝间的纹头处。

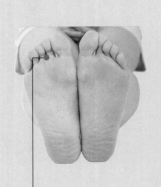

里内庭

在足底，当足掌面第2、第3趾的夹缝之中，与足背内庭穴相对处，俯卧或仰卧取之。

阳陵泉是胆经的合穴，也是筋之会穴，能帮助我们解决很多肝胆上的问题；曲泉是人体自带的"杞菊地黄丸"，既滋阴又祛湿。

按摩阳陵泉

采取坐姿或站姿，拇指放在阳陵泉上，逐渐用力按揉，以感觉酸胀或微疼为宜，每次按揉5分钟左右。按揉结束后，双膝并拢，用双手紧贴穴位，上下快速摩擦约5分钟，使穴位及周围皮肤发红发热。每天2次。

按摩曲泉

采取自然坐姿，用拇指按压曲泉，力度逐渐加强，以感觉酸胀或微疼为度，每次5分钟左右，每天2次。

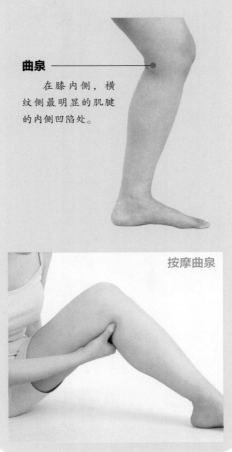

曲泉 ——————

在膝内侧，横纹侧最明显的肌腱的内侧凹陷处。

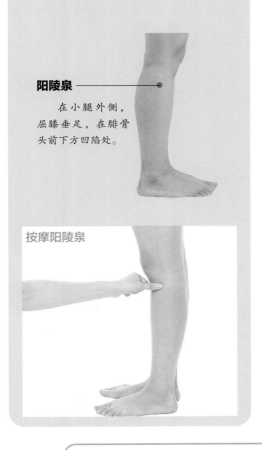

阳陵泉 ——————

在小腿外侧，屈膝垂足，在腓骨头前下方凹陷处。

按摩阳陵泉

按摩曲泉

口臭的人要注意保持良好的饮食习惯和生活习惯：
● 平衡饮食，避免暴饮暴食，粗细搭配，多吃水果和蔬菜。少吃或不吃会引起口臭的气味强烈的食物。
● 多喝水以保持口腔湿润。
● 保持乐观的情绪，避免心理压力过大，避免熬夜，积极戒烟、戒酒。
● 保持良好的口腔卫生清洁习惯，如早晚刷牙，饭后漱口。刷牙要彻底，清洁牙间隙，去除牙菌斑。
● 定时排便，防止便秘，减少体内的宿便。

第二章 与湿相关疾病的对症调养

口腔
溃疡

祛除湿热，也要安抚好脾胃

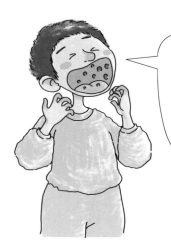

· 大小不一，呈圆形或椭圆形
· 溃疡中央凹陷，表面覆有灰白或黄色假膜
· 溃疡周围黏膜充血红肿
· 有明显灼痛感，吃饭、喝水、说话时疼痛加剧

大多数人觉得口腔溃疡就是"上火"，用清火药去治疗，其实是治标不治本。

　　口腔溃疡的根本原因在于脾胃气虚，生成湿火，弥漫于口腔，导致口舌生疮，且创面反复不愈。所以，对付口腔溃疡，需要养脾胃、祛湿热。

竹叶蒲公英绿豆粥

材料 粳米30克，绿豆30克，淡竹叶10克，蒲公英10克，冰糖适量。

做法 1.先将蒲公英、淡竹叶放入锅中，加入适量清水，煎取药汁；绿豆、粳米分别洗净。
2.将绿豆、粳米一同放入锅中，加入适量清水，熬煮成稠粥后，加入药汁和冰糖煮沸即可。

　　淡竹叶、蒲公英和绿豆有清胃泻火、利湿健脾的功效，做成软烂易食的药膳粥，除具备食疗功效外，更加适合因疼痛而食不下咽的口疮患者。

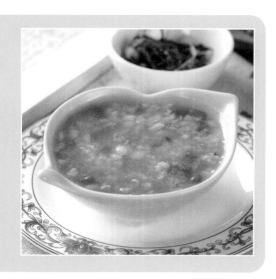

如果口腔溃疡面积较大、疼痛剧烈，可选用冰硼散、双料喉风散、口腔炎喷雾剂等外用药涂于或喷于患处，以加速创面愈合。

名称	主要成分	功效
冰硼散	冰片、硼砂、朱砂、玄明粉	清热解毒、消肿止痛、用于咽喉肿痛，牙龈肿痛，口舌生疮
双料喉风散	山豆根、人工牛黄、冰片、寒水石、黄连、青黛、珍珠、人中白、甘草	清热解毒、消肿止痛、用于热毒炽盛所致的咽喉肿痛、口腔溃烂、齿龈肿痛
口腔炎喷雾剂	蒲公英、忍冬藤、蜂房、皂角刺	清热解毒、消炎止痛。用于治疗口腔炎、口腔溃疡、咽喉炎等

在我们的身上，还自带祛湿热、养脾胃的"良药"——曲池、内庭。

曲池穴
清热毒、祛湿热

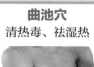

曲池

掌心向上，弯曲手肘成直角，肘关节桡侧，肘弯横纹尽头处即是曲池穴。

＋

内庭穴
清胃热、化积滞

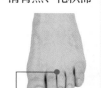

内庭

在足背，第2、第3趾趾缝间的纹头处。

→

改善脾胃湿热所致的口腔溃疡、腹胀、便秘等问题

用拇指或中指指端分别按揉曲池和内庭，每次每穴1~3分钟，每天2次。如果家里有刮痧板，也可以用刮痧板板角刮拭并按揉这两个穴位，以感觉酸胀、皮肤发红为度。

对于复发性溃疡，要做好饮食管理，避免进食辛辣刺激性食物。

✔ 山药、土豆、豆芽、豆腐、莲藕、百合、银耳、麦冬等养阴健脾食物

✔ 番茄、茄子、胡萝卜、白萝卜、白菜、冬瓜、菠菜、梨、苹果等新鲜蔬果

✘ 辣椒、羊肉、狗肉等辛辣刺激食物

✘ 烟、酒、咖啡及刺激性饮料

● 经常长溃疡者，宜常用淡盐水漱口，多喝水。

● 溃疡长时间不愈，要及时就医，排除其他病变。

牙痛 ————————— 祛除胃肠湿热，牙好胃口就好

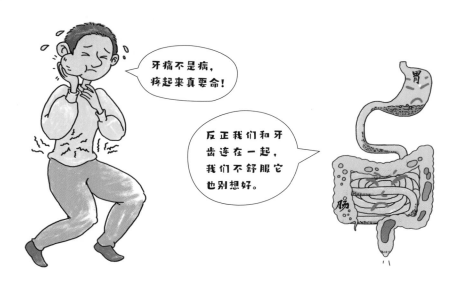

> 牙痛不是病，疼起来真要命！

> 反正我们和牙齿连在一起，我们不舒服它也别想好。

 我一直以为牙痛是因为上火了，原来是肠胃不好的缘故。

我们的胃和大肠，通过经络与牙齿相连，所以当肠胃有湿热时，牙齿也会遭受"池鱼之殃"。

　　牙齿、牙龈都位于胃经和大肠经这两条经的循行路线中。当脾胃内湿热蕴结，或大肠实热、肠燥津枯时，火热循经上炎，就会发生牙痛。要想牙齿好，我们需要清除肠道里的火毒。大黄绿茶就是祛肠胃湿热、泻火解毒的佳品。

大黄绿茶

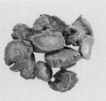

材料　大黄2克，绿茶6克。

做法　将大黄与绿茶一起放入保温杯中，加入200毫升沸水，闷泡10分钟左右。每日1剂，睡前饮用。

　　大黄苦寒，有强烈的泻下作用，吃多了会引起腹泻，所以在这个茶方中只加了少量大黄。另外大黄中的蒽醌类物质有肠黑变的副作用，所以这个茶方服用一两次，通了便，把湿热排出去后就不要再服用了。

　　平时脾胃不太好的，可以加2~3克甘草中和一下，使这道茶的性质变得温和一些。

牛黄上清丸、黄连上清丸、黄连清胃丸等中成药均有治疗牙痛的功效，其中牛黄上清丸、黄连上清丸适用于风热上攻的阵发性牙痛；黄连清胃丸适合胃火上炎的牙齿持续性锐痛，需根据自身情况在医生的指导下选择其中一种服用。

名称	主要成分	功效
牛黄上清丸	人工牛黄、黄芩、黄连、黄柏、大黄、栀子、石膏、菊花、连翘、荆芥穗、白芷、薄荷、赤芍、地黄、当归、川芎、冰片、桔梗、甘草	清热泻火，散风止痛。用于热毒内盛、风火上攻所致的头痛眩晕、目赤耳鸣、咽喉肿痛、口舌生疮、牙龈肿痛、大便燥结等
黄连上清丸	黄连、黄芩、黄柏、石膏、栀子、大黄、连翘、菊花、荆芥穗、白芷、蔓荆子、川芎、防风、薄荷、旋覆花、桔梗、甘草	散风清热，泻火止痛。用于风热上攻、肺胃热盛所致的头晕目眩、暴发火眼、牙龈疼痛、口舌生疮、咽喉肿痛、耳痛耳鸣等
黄连清胃丸	黄连、栀子、连翘、黄芩、大黄、白芷、薄荷、升麻、知母、当归、石膏、天花粉、玄参、芒硝、牡丹皮、防风、生地黄、甘草、荆芥、赤芍	清火化毒，消肿止痛。用于咽喉肿痛，口舌生疮，皮肤疮疖，口臭便秘等

特效穴位：合谷 + 曲池

合谷穴是一个万能的止痛穴位，能调理各种疼痛。牙痛时建议合谷和曲池一起掐按。它们都是大肠经上的重要穴位，一个负责宣泄热气，一个负责清利湿热，合用能清除肠胃湿热之毒。

掐按合谷

一手拇指尖端放在另一手的合谷穴上，食指在合谷穴相对掌心侧位置，逐渐用力掐按穴位，以感觉酸痛能耐受为度，然后放松，再掐按。反复掐按5分钟左右。另一手重复一样的动作。

合谷

在手背，第二掌骨桡侧中点处。两手交握，一手拇指指间横纹压在另一手的虎口上，拇指尖正对处即是。

掐按曲池

用掐按合谷的方法掐按曲池，以感觉酸痛能耐受为度。每侧穴位掐按5分钟，然后换另一侧重复相同的动作。

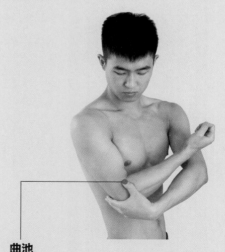

曲池

掌心向上，弯曲手肘成直角，肘关节桡侧，肘弯横纹尽头处即是曲池穴。

咳嗽 ·············· 分清干咳、湿咳，对症调养好得快

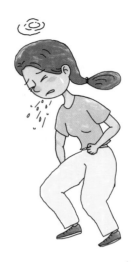

 咳嗽快半个月了，一直煮梨水喝却总不见好，不是说喝梨水可以治咳嗽吗？

如果只是干咳，并且口渴咽干、嗓音嘶哑，梨水有很好的润肺生津止咳的效果，但如果是咳嗽痰多，就不能再喝梨水止咳了。

类型	症状	病因	中成药
干咳	1.只有咳嗽的症状，一般没有痰，或者痰少而黏、不容易咳出 2.喉咙干痒，咳嗽时有灼痛感 3.呼吸顺畅，呼吸声轻	多因胃热、肺燥、过敏等引起	1. 百合固金丸：由百合、生地黄、熟地黄、麦冬、玄参、川贝母、当归、白芍、桔梗、甘草组成。主要功效为养阴润肺，化痰止咳，可用于治疗肺肾阴虚、干咳少痰、痰中带血、咽干、咽喉痛等 2. 养阴清肺丸：由地黄、玄参、麦冬、川贝母、牡丹皮、白芍、薄荷、甘草组成，具有养阴清肺、清热利咽的作用，用于阴虚肺燥的咽喉干痛、干咳少痰等 3.蜜炼川贝枇杷膏：由川贝母、枇杷叶、桔梗、陈皮、半夏、北沙参、五味子、款冬花、杏仁水、薄荷脑组成，具有清热润肺、化痰止咳的作用，用于肺燥咳嗽，痰黄而黏、胸闷、咽喉肿痛或痒等

类型	症状	病因	中成药
湿咳 （咳嗽痰多）	1.咳嗽时伴有较多痰液，可能是白色清痰，也有可能是黄色浓痰 2.呼吸声重，咳嗽声音沉闷 3.当体位发生变化时，咳嗽随之加重	脾失健运，水湿停留，湿聚成痰，上输于肺	1. 橘红痰咳煎膏：主要成分是化橘红、百部、茯苓、半夏、白前、甘草、苦杏仁、五味子。理气祛痰，润肺止咳。用于感冒、支气管炎、咽喉炎引起的痰多咳嗽，气喘 2. 二陈丸：主要由陈皮、半夏、茯苓、甘草组成。具有燥湿化痰、理气和胃的作用。用于痰湿停滞所致的咳嗽痰多、胸脘胀闷、恶心呕吐等 3. 半夏止咳糖浆：主要由姜半夏、苦杏仁、款冬花、紫菀、陈皮、瓜蒌皮、麻黄、甘草组成。具有止咳祛痰的作用，用于风寒咳嗽，痰多气逆

出现频繁性咳嗽时，还需要在饮食上多吃一些有止咳作用的食物。我们熟知的雪梨、百合、罗汉果等有润肺、生津、止咳的作用，可以制成甜品或饮品食用；对于频繁咳嗽、咯痰的情况，则可用萝卜、陈皮等有清肺化痰功效的食材制作简单有效的食疗方：

自制秋梨膏

材料 雪梨8个，白茯苓30克，川贝母20克，麦冬20克，去核红枣30克，冰糖30克，姜片25克，蜂蜜200克。

做法 1.雪梨去皮，去核，放在榨汁机里压汁；

2.红枣切片；将除蜂蜜外的其他材料放入锅里，大火煮开后，小火煮40分钟；

3.用网筛过滤去杂质；

4.将过滤后的液体放在火上，小火慢熬，直至黏稠后关火；

5.放凉后调入蜂蜜，放入瓶子里即可。

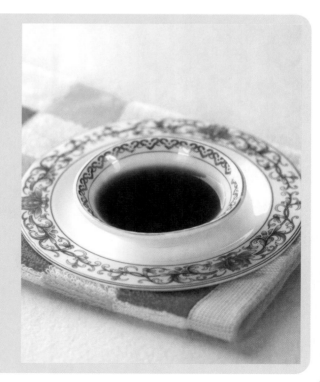

萝卜山药汤

材料 白萝卜100克，山药50克，芫荽、食盐各适量。

做法 1.山药洗净、去皮，切成块状；白萝卜洗净，切块；芫荽洗净，切段。

2.山药和白萝卜一同放入锅中，加入适量清水，大火煮沸后，改用小火再煮20分钟。

3.放入芫荽，煮沸后加入食盐调味即可。

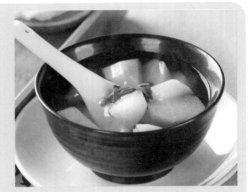

百合饮

材料 生百合100克，冰糖30克适量。

做法 将百合洗净，加水适量，加入冰糖用小火煎熬，百合熟烂即可服用。

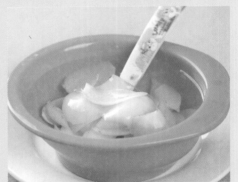

雪梨罗汉果汤

材料 雪梨1个，罗汉果1个。

做法 1.雪梨去皮去核，洗净，切成碎块；罗汉果洗净。

2.雪梨和罗汉果一同放入锅中，加入适量清水，大火煮沸后，改用小火再煮30分钟即可。

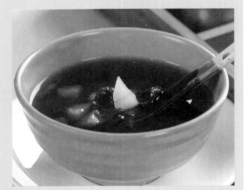

冰糖陈皮茶

材料 陈皮10克，冰糖6克。

做法 1.干陈皮剪成细条。

2.将陈皮与冰糖一同放入杯中，冲入200毫升沸水冲泡，加盖闷10分钟后即可饮用。

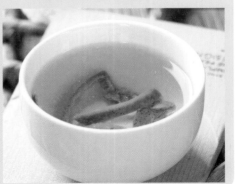

特效穴位：太渊＋丰隆＋肺俞，列缺＋天突

太渊是肺经上的原穴，经常刺激它能散化肺经水湿，有止咳化痰、顺气平喘的作用。感觉喉咙里总有痰，但又咳不出时，可以先按摩太渊穴：用一手拇指指腹按压太渊，力度由轻渐重，当感觉酸胀时再按揉3~5分钟，接着用同样的方法按揉丰隆和肺俞。

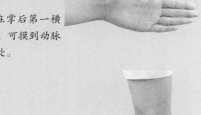

太渊

在掌后第一横纹上，可摸到动脉搏动处。

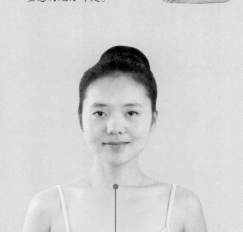

丰隆

在小腿外侧，外膝眼和外踝尖之间连线的中点处，腓骨略前方按压有沉重感的地方即是。

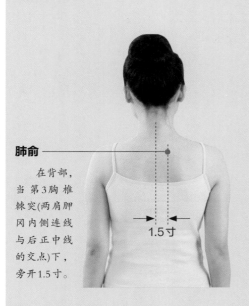

肺俞

在背部，当第3胸椎棘突(两肩胛冈内侧连线与后正中线的交点)下，旁开1.5寸。

1.5寸

如果干咳或者痰比较少，可以换一对穴位按摩：列缺和天突。用一手拇指指腹来回搓另一只手上的列缺，力度以感觉酸胀为宜，每侧穴位3~5分钟。按完列缺之后用一手食指指腹继续按揉天突，时间为1~2分钟，注意按摩力度要轻，以免引起恶心、呕吐。

列缺是肺经上的络穴，有宣肺解表、止咳平喘的作用，天突有宽胸理气、通利气道、降痰宣肺的功效。两穴同按有很好的止咳效果。

天突

在颈部，当前正中线上，胸骨上窝中央。

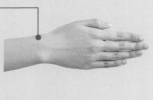

列缺

在前臂外侧，腕掌侧远端横纹上1.5寸，拇短伸肌腱与拇长展肌腱之间，拇长展肌腱沟的凹陷中。

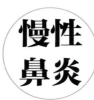

慢性鼻炎

湿浊入鼻，强健脾肺是关键

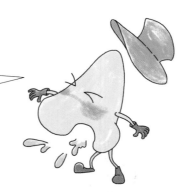

一变天就不停地打喷嚏，总感觉鼻子里有擤不完的鼻涕，睡觉时呼吸不畅，感冒时更明显，头疼、头晕，脑子昏沉沉的，没有精神……

一变天就犯鼻炎，除了不停打喷嚏，最烦人的就是流鼻涕，感觉总是擤不完。

中医认为，鼻涕是湿浊的产物。慢性鼻炎的形成，多是因为脾肺气虚，使湿气排不出去，在鼻腔中不断酝酿增多，堵塞鼻道，出现鼻塞、鼻涕、鼻甲肿大等症状。

治疗鼻炎，就要祛湿化浊、强健脾肺，苍耳子鼻炎胶囊、辛夷鼻炎丸、通窍鼻炎片等中成药有很好的效果。苍耳子为鼻科常用中药，有宣通鼻窍的功效，但用量过大可致中毒，所以上述中成药需要在医生的指导下服用。

名称	主要成分	功效
苍耳子鼻炎胶囊	苍耳子流浸膏、石膏、白芷、冰片、辛夷花挥发油、薄荷脑、辛夷花浸膏粉、黄芩浸膏粉	疏风清肺热，通鼻窍止头痛。用于风热型鼻炎，包括急慢性鼻炎、鼻窦炎、过敏性鼻炎等
辛夷鼻炎丸	辛夷、薄荷、紫苏叶、甘草、广藿香、苍耳子、鹅不食草、板蓝根、山白芷、防风、鱼腥草、菊花、三叉苦	祛风清热，消炎解毒。用于治疗各类鼻炎、神经性头痛、感冒流涕、鼻塞不通等
通窍鼻炎片	苍耳子、黄芪、白术、防风、白芷、辛夷、薄荷	散风固表，宣肺通窍。用于缓解风热蕴肺、表虚不固所致的鼻塞时轻时重、鼻流清涕或浊涕、前额头痛等症状

除了服用中成药，艾灸一些特效穴位，对缓解鼻炎也有很好的疗效。

平时可以选肺俞、脾俞、足三里和丰隆4个穴位进行艾灸：请家人帮忙，将艾条点燃，在距离皮肤2~3厘米处，对着背部的肺俞、脾俞进行艾灸，接着用同样的方法艾灸腿部的足三里、丰隆，每个穴位5分钟左右。不方便艾灸时，也可以对这些穴位进行画圈按揉，每个穴位3~5分钟。

| **肺俞穴**
益肺气 | + | **脾俞穴**
健脾胃 | + | **足三里穴**
健脾胃 | + | **丰隆穴**
祛痰化湿 | → | 强健脾肺，促进痰湿代谢 |

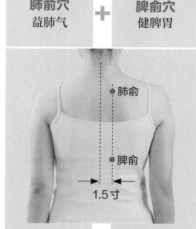

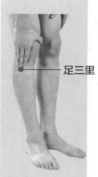

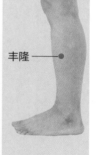

肺俞

在背部，当第3胸椎棘突（两肩胛冈内侧连线与后正中线的交点）下，旁开1.5寸。

脾俞

在背部，当第11胸椎棘突（两肩胛骨下角与两髂嵴最高点连线的中点向下数1个棘突）下，旁开1.5寸。

足三里

在小腿外侧，屈膝，同侧手掌张开，虎口围住髌骨外上缘，其余四指向下，中指指尖处即是。

丰隆

在小腿外侧，外膝眼和外踝尖之间连线的中点处，腓骨略前方按压有沉重感的地方即是。

缓解鼻塞的小窍门

鼻炎犯了，感觉鼻子不通气，可以按摩鼻子两侧的迎香穴。方法是：用双手食指指腹同时画圈按揉鼻翼两侧迎香50下，通常能缓解鼻塞症状。

呕吐 —— 脱掉脾胃"湿衣服"，和胃降逆止呕吐

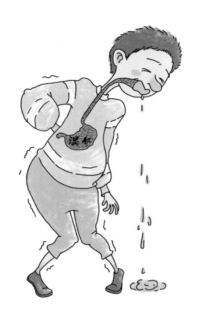

我们知道，湿气是"无孔不入"的，它侵袭的脏腑不同，所出现的症状也不一样。所以中医有"湿在表皮多痒，湿在脾胃多呕，湿在膀胱尿黄"的说法。

在我们身体内部，有一对"夫妻档"——脾胃，它们共同完成食物消化、营养输送的工作。其中脾负责把饮食中的精微，也就是"清"的部分向上输送到全身，而胃则负责把饮食中"浊"的部分向下传给小肠。在这个过程中，如果受到了外部邪气的袭扰，或饮食不当损伤了脾胃的功能，都可导致湿气停滞于胃，使胃中的食物或痰涎、水液逆行从口而出。

可见，虽然同为呕吐，却有外感和内伤两种不同的致病因素，治疗时也要明确原因，切不可胡乱下药。对于外感寒湿，有头痛昏重、脘腹胀痛、上吐下泻等症状的，可以服用藿香正气水（胶囊、口服液）等。

名称	主要成分	功效
藿香正气水	广藿香油、紫苏叶油、白芷、厚朴、大腹皮、半夏、陈皮、苍术、茯苓、甘草	解表化湿，理气和中。用于外感风寒、内伤湿滞或夏伤暑湿所致的感冒，症见头痛昏重、胸膈痞闷、脘腹胀痛、呕吐泄泻；胃肠型感冒见上述证候者

特效穴位：中脘 + 内关

中脘和内关这两个穴位有一定的止呕效果。方法如下：

热敷中脘：每天用热水袋或电暖宝热敷中脘穴30分钟左右。热敷时要注意温度，以感觉温暖但又不烫为宜。

按揉内关：用拇指指腹按压另一手的内关穴，力度由轻渐重，当感觉酸胀或疼痛时，再画圈按揉3~5分钟，接着减轻力度，继续按揉1~2分钟。

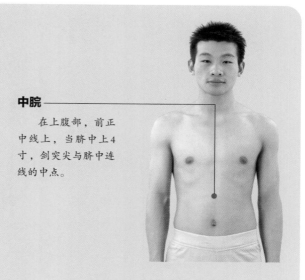

中脘

在上腹部，前正中线上，当脐中上4寸，剑突尖与脐中连线的中点。

内关

在前臂前侧，握拳，在显露的两肌腱之间、腕掌侧远端横纹上2寸处取穴。

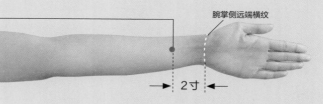

腕掌侧远端横纹

2寸

当发生呕吐时，要注意观察呕吐的次数、呕吐物的性状，以及是否伴有其他症状。如果呕吐频繁，且伴有头痛、胸疼、脸色苍白，或者呕吐呈喷射状的，要及时就医。

反酸烧心

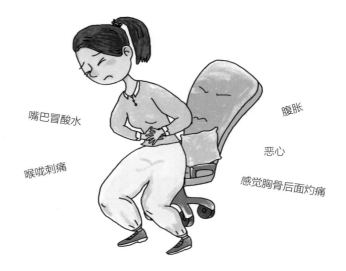

嘴巴冒酸水

喉咙刺痛

腹胀

恶心

感觉胸骨后面灼痛

反酸、烧心是胃食管反流的症状，多是由于脾胃的功能较弱，加之各种因素导致湿热蕴结，影响了脾胃之气的正常升降，胃液上逆所致。

有反酸症状的人，脾胃功能本身已受损，脾虚失于运化则生痰湿，湿热蕴结会导致胃气不降反升，浊气上逆进入食道而产生"吞酸"的现象，经常饮用金钱草茶可以清热利湿，缓解胃中灼热、腹胀等不适。

金钱草茶

材料 金钱草50克。

做法 金钱草加适量水煎煮20分钟，去渣取药汁，代茶饮用。

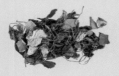

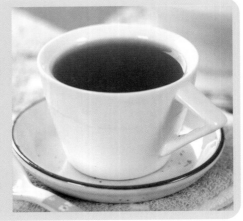

金钱草清热利湿，可缓解胃中灼热、腹胀等不适。

特效穴位：中脘 + 太冲

按压中脘：用中指或食指按压穴位，力度由轻渐重，以感觉酸胀、耐受为宜，持续2~3分钟。每日1~2次。

按压太冲：用食指指端按压穴位，力度由轻渐重，以感觉酸痛、耐受为宜，持续5分钟左右。每日1~2次。

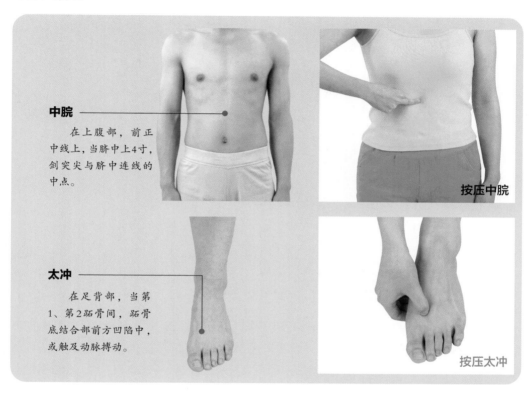

中脘

在上腹部，前正中线上，当脐中上4寸，剑突尖与脐中连线的中点。

按压中脘

太冲

在足背部，当第1、第2跖骨间，跖骨底结合部前方凹陷中，或触及动脉搏动。

按压太冲

中脘有通降胃气、健脾和胃的功效；太冲疏肝和胃、理气止痛。经常按摩这两个穴位，可改善心口灼热感，并抑制胃酸过度分泌，调整胃肠蠕动。

● 出现反酸烧心时，吃点儿烤馒头片、面包片、老面包，或者用小苏打泡水喝，能够中和一部分胃酸，缓解反酸烧心的症状。

● 平时注意饮食清淡，保持良好的生活习惯，忌食辛辣刺激性食物，少吃过酸过甜的食物以及浓茶、咖啡等，以减少对胃的刺激。多吃菠菜、卷心菜、甘蓝、香蕉等碱性蔬果。不要吃得太饱，要少食多餐，吃完饭适量活动，不要马上坐下或躺下。

● 发怒或情绪抑郁都会影响脾胃功能，加重胃食管反流。因此有反酸症状的人平时要注意调节好情绪，保持乐观的心态。

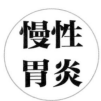

慢性胃炎

....

健脾化湿才会有好胃口

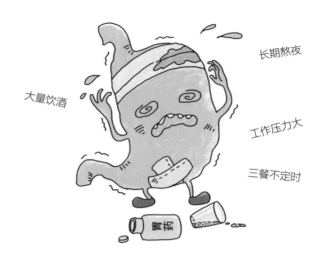

长期熬夜

大量饮酒

工作压力大

三餐不定时

常听说胃病是生活习惯病，胃痛、胃胀、恶心、反酸、食欲差这些症状，都是因为有湿气在胃里。

很多上班族都受到胃炎的困扰，其原因与现代人普遍工作压力大、熬夜、喜食油腻食物、烟酒无度等有关。这些因素像一个个"地雷"，引爆了脾胃的湿热，而现代研究发现，湿热与炎症有密切关系，是臭名昭著的细菌——幽门螺杆菌在胃中生存的有利条件，引发胃痛、上腹饱胀、恶心等典型症状。

湿气阻滞脾胃气机，不通则痛。

湿困脾胃，影响脾胃的消化功能，所以感觉腹胀、不想吃东西。

湿气堵住脾胃之气升降的通道，使胃气上逆，出现恶心、呕吐、反酸等不适。

胃脘疼痛

上腹部饱胀或胀闷感，食欲缺乏

嗳气、恶心、呕吐、反酸

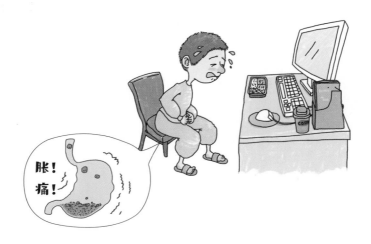

胀！
痛！

有的人多吃一点就胃胀难受，或者一吃生冷、辛辣、油腻的食物就胃痛，嘴里时常发黏，还觉得浑身无力、无精打采，多是身体湿气重，导致脾胃功能紊乱引起的。这时，可以分别刺激人体三个"养胃"的要穴——神阙、中脘和足三里，帮助脾胃功能恢复正常。

1. 艾灸神阙：将艾条点燃，在距离皮肤2~3厘米处，对着神阙艾灸5分钟左右，以感觉有热力向下渗透但又灼烫为宜。

也可以用按摩的方法来刺激神阙：将手搓热，掌跟覆盖肚脐，然后顺时针按揉100下。按揉时要注意力度，以自己不觉得难受、略微有按压感为度。

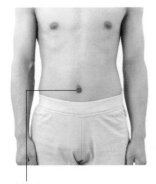

神阙

在腹中部，脐中央。

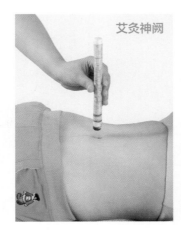

艾灸神阙

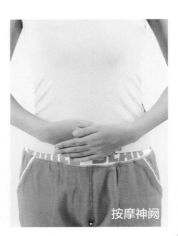

按摩神阙

2. 艾灸中脘：先用拇指指腹按揉腹部的中脘3分钟左右，再将艾条点燃，在距离皮肤2~3厘米处，对着中脘艾灸5~10分钟，以皮肤发红发热但不感觉灼烫为宜。在艾灸之前先进行按摩，能使艾绒的药效和艾火的温热更快地渗透到身体里，祛寒湿、改善胃脘冷痛的效果更好。

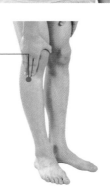

中脘

在上腹部，前正中线上，当脐中上4寸，剑突尖与脐中连线的中点。

3. 点按足三里：用拇指指端或刮痧板板角点按足三里，力度由轻渐重，当感觉酸胀时停留2~3秒再松开，反复点按3~5分钟。足三里穴是调理脾胃的要穴，经常按摩有补中益气、通经活络、疏风化湿的作用。

足三里

在小腿外侧，屈膝，同侧手掌张开，虎口围住髌骨外上缘，其余四指向下，中指指尖处即是。

另外，夏天高温多雨，人体容易外感湿热邪气，再加上高温使人心情烦闷、吃烧烤等辛辣刺激性食物容易使人体内酿生湿热，所以有的慢性胃炎患者在夏天会有胃中灼热、口干的情况，这时可在医生的指导下，用三仁汤清热利湿、调理脾胃。

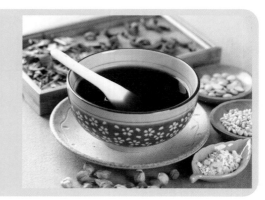

三仁汤

材料 杏仁、半夏各5克，滑石、生薏苡仁各10克，通草、白豆蔻、淡竹叶、厚朴各6克。

做法 上述药材加三碗水煎成一碗，取药汁服用。

也可以用杏仁、白豆蔻、薏苡仁加大米煮成三仁粥，作为日常食疗之用。

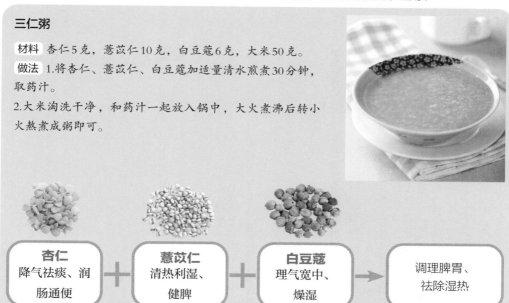

三仁粥

材料 杏仁5克，薏苡仁10克，白豆蔻6克，大米50克。

做法 1.将杏仁、薏苡仁、白豆蔻加适量清水煎煮30分钟，取药汁。

2.大米淘洗干净，和药汁一起放入锅中，大火煮沸后转小火熬煮成粥即可。

| 杏仁
降气祛痰、润肠通便 | + | 薏苡仁
清热利湿、健脾 | + | 白豆蔻
理气宽中、燥湿 | → | 调理脾胃、祛除湿热 |

还有的人在受凉或喝冷饮后忽然胃痛。这种胃痛是寒邪犯胃引起的，如果症状不严重，可尝试用花椒乌龙茶或姜红茶来缓解。

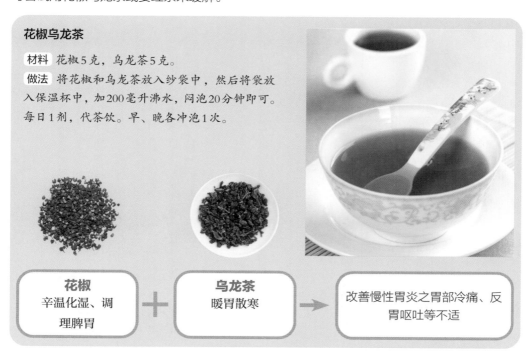

花椒乌龙茶

材料 花椒5克，乌龙茶5克。

做法 将花椒和乌龙茶放入纱袋中，然后将袋放入保温杯中，加200毫升沸水，闷泡20分钟即可。每日1剂，代茶饮。早、晚各冲泡1次。

| 花椒
辛温化湿、调理脾胃 | + | 乌龙茶
暖胃散寒 | → | 改善慢性胃炎之胃部冷痛、反胃呕吐等不适 |

腹泻 —————— 想治好"拉肚子"，要先把湿邪赶跑

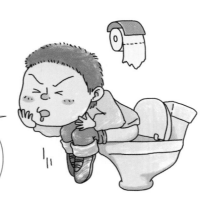

> 都拉了好几天了，去医院检查，也不是细菌或病毒感染，这到底怎么回事？

所谓"湿盛则濡泻"，凡是泄泻，都因湿邪内盛、脾失健运，导致水谷未经胃肠的充分消化而进入大肠所致，所以"湿"是腹泻的罪魁祸首。

虽然泄泻的原因总离不开湿，但由于致病因素的不同和体质的差异，表现出来的症状有寒和热两种相反的性质，治疗上也是南辕北辙。想判断是寒湿泄泻还是湿热泄泻，可以从排便的感受和大便的性状看出端倪。

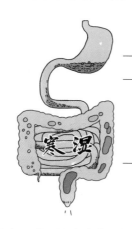

起因：肚子受凉了，或猛然吃了过多生冷食物

症状：

● 腹痛肠鸣，便意通常不甚急迫

● 稀便、水样便、黏液便

● 舌苔发白，舌头颜色淡，手脚冰凉

调理方法：温中散寒

治疗寒湿泄泻的中成药一般有藿香正气软胶囊、附子理中丸等，可在医生指导下对症服用。

名称	主要成分	功效
藿香正气软胶囊	大腹皮、白芷、紫苏叶油、茯苓、半夏、白术、苍术、陈皮、厚朴、广藿香油、甘草浸膏	解表化湿，理气和中。用于外感风寒、内伤湿滞，症见头痛昏重、胸膈痞闷、脘腹胀痛、呕吐泄泻；胃肠型感冒见上述证候者

名称	主要成分	功效
附子理中丸	附子(制)、党参、白术(炒)、干姜、甘草	温中健脾。用于脾胃虚寒，脘腹冷痛，呕吐泄泻，手足不温

肠胃有寒湿，可以常喝荔枝红枣汤，以收敛止泻、保护肠胃。

荔枝红枣汤

材料 荔枝干10颗，红枣15颗。

做法 将荔枝干、红枣洗净，放入锅中，加入约800毫升清水，大火煮沸后，改用小火煨煮30分钟即可。每日1剂，分中午、晚上2次喝完，吃红枣、荔枝。

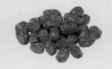

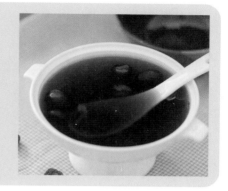

另外，寒性腹泻的人经常药浴泡脚，同时按摩腹部上的气穴，也能温中散寒、健脾止泻，改善腹部冷痛、大便清稀等症状。

泡脚方

材料 吴茱萸30克，肉豆蔻20克，桂枝20克，木香20克，陈皮20克。

用法 1.所有材料放入锅中，加2500毫升清水浸泡10分钟，大火煮沸后转小火煎40分钟，取药汁。

2.将药汁倒入盆中，晾温后泡脚15~20分钟，连续泡3~5天。

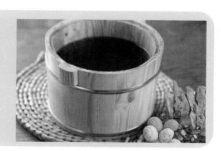

按摩方法

将手搓热，手掌交叠温敷气穴，然后顺时针按揉3分钟，以有温热感为宜。

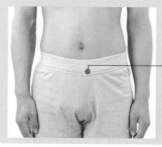

气穴

在下腹部，当脐中下3寸，前正中线旁开0.5寸。

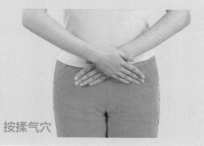

按揉气穴

艾灸方法

家里有艾条的，也可以艾灸神阙、中脘：将艾条点燃，在距离皮肤2~3厘米处艾灸穴位，每个穴位10分钟左右，以皮肤潮红发热为度。艾叶的温热作用于穴位，可激发穴位的"潜能"，起到益气健脾、祛除寒湿的作用。

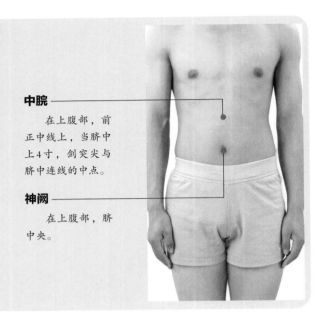

中脘

在上腹部，前正中线上，当脐中上4寸，剑突尖与脐中连线的中点。

神阙

在上腹部，脐中央。

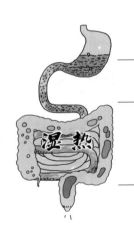

起因：吃多了、吃得太杂，积食了；身体里垃圾多，肠道负荷重，肠道功能失调

症状：

● 黄色水便或带黏液，味道腥臭

● 便意急迫，伴有肠鸣、腹胀、腹痛、肛门灼热疼痛

● 舌苔黄腻，口臭

调理方法：理脾和胃，燥湿止泻

湿热引起的腹泻，调养时不能盲目止泻，需要理脾和胃、燥湿，帮助身体把湿热之邪排出，以达到止泻止痛的目的。

湿热腹泻的人群通常可以吃葛根芩连片、香连丸等中成药，服用时要遵循医嘱，按照剂量服用，不可盲目自行用药。

出自中医经典《伤寒杂病论》的葛根芩连汤是治疗腹泻的名方，湿热腹泻者可在医生的指导下服用：

葛根芩连汤

材料 葛根15克，炙甘草6克，黄芩9克，黄连9克。

做法 水煎，取药汁温服。一剂服尽，若腹泻未缓解，可再服一剂。

功效 本方是治疗热泻、热痢的常用方，常用于治疗急性肠炎、细菌性痢疾、胃肠型感冒等，出现身热下利者。

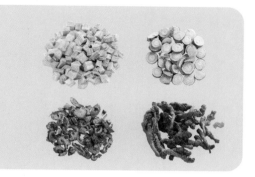

特效穴位：上巨虚 + 下巨虚

刺激这两个穴位，最简单的方法就是按摩：选择舒服的坐姿，自然屈膝，用双手拇指指腹按压同侧腿部上的上巨虚，其余四指托住小腿肚，轻轻按揉，力度由轻渐重，以产生酸胀、麻痛感为宜。每次按揉5~10分钟，每天1~2次。用同样的方法按揉下巨虚。

也可以艾灸这两个穴位：将艾条点燃，在距离皮肤2~3厘米处艾灸穴位，每个穴位10分钟左右，以皮肤发红发热为度。或者用艾条沿着两个穴位的连线来回艾灸15~20分钟。

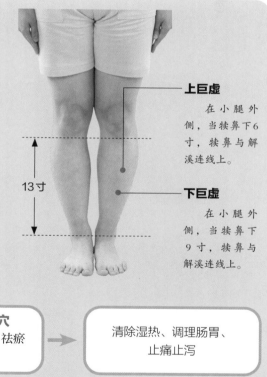

13寸

上巨虚
在小腿外侧，当犊鼻下6寸，犊鼻与解溪连线上。

下巨虚
在小腿外侧，当犊鼻下9寸，犊鼻与解溪连线上。

上巨虚穴 理气止痛、健脾祛湿	+	下巨虚穴 通腑泄热、祛瘀排脓	→	清除湿热、调理肠胃、止痛止泻

引起腹泻的因素有很多，如饮食不卫生、暴饮暴食伤害胃肠，腹部受寒及患有疾病、服用药物等。当发生腹泻时，不要盲目服用止泻药或抗生素，应及时查明原因，对症治疗。

第二章 与湿相关疾病的对症调养

痔疮

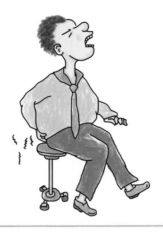

"湿"有个特点，就是喜欢往下走，当它"走"到肛肠部位，与热气一起蕴于肛周，就会出现肛周肿胀、热痛甚至便血等症状。

痔疮初期或者痔疮急性发作，基本上都是湿热引起的。缓解痔疮带来的不适，可以自制药茶日常饮用。

槐花黄芩茶

材料 干槐花、黄芩各10克。

做法 干槐花和黄芩一同放入保温杯中，冲入250毫升沸水，加盖闷10分钟即可。每日1剂，冲泡1次，时间不限。

槐花凉血止血，黄芩清热利湿，用来泡茶，能够清热解毒，减少痔疮出血。

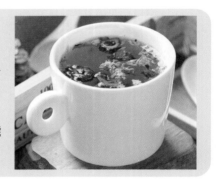

治痔茶

材料 生地黄、火麻仁、白芍各6克。

做法 将材料捣碎，用纱布袋包好后，放入杯中，加入250毫升沸水冲泡，盖闷5分钟后即可饮用。每日1剂，不限时间一次饮完，连续5天为1个疗程。

本茶饮适合痔疮同时有便秘的患者。生地黄凉血止血，火麻仁润肠通便，白芍清润滋阴，经常用来泡茶，能够使大便变软，促进痔疮患者排便，减少便血。

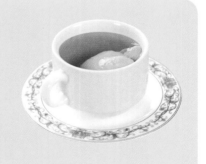

患有痔疮，要注意清淡饮食，多吃粗粮和富含膳食纤维的蔬菜、水果，如莴笋、菠菜、白萝卜、香蕉、梨、柿子等。同时，要少吃辣椒、油炸食物，这些食物可引起便秘，使大便变得干硬、不易排出，如果排便时过于用力，也会加重痔疮。

特效穴位：长强 + 承山

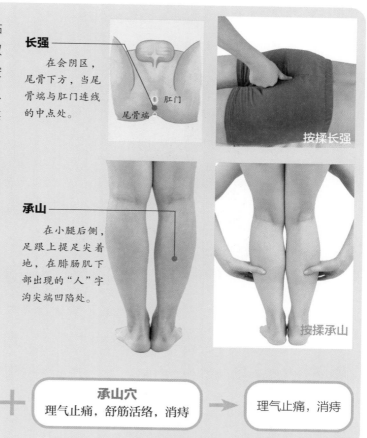

按揉长强：自然站立或俯卧，身体放松，双脚微微分开，用指腹揉按长强，力度由轻渐重，以感觉酸胀或麻痛为宜，每次揉3~5分钟，每天2次。

按揉承山：自然屈膝，拇指指腹放在承山上，其余四指并拢自然放在穴位对面，用力按压穴位1分钟，以感觉麻痛为度，然后松开，30秒后接着按压穴位1分钟。反复进行5~10分钟。

长强

在会阴区，尾骨下方，当尾骨端与肛门连线的中点处。

肛门
尾骨端

按揉长强

承山

在小腿后侧，足跟上提足尖着地，在腓肠肌下部出现的"人"字沟尖端凹陷处。

按揉承山

长强穴 解痉止痛，调畅通淋	+	**承山穴** 理气止痛，舒筋活络，消痔	→	理气止痛，消痔

平时可以经常做提肛动作，以促进血液循环，改善局部的淤血状态。方法是：在吸气的同时慢慢紧缩肛门，坚持10~15秒，然后慢慢呼气，慢慢放松肛门，如此反复，每次10~15分钟时间，每日可做多次。

痤疮

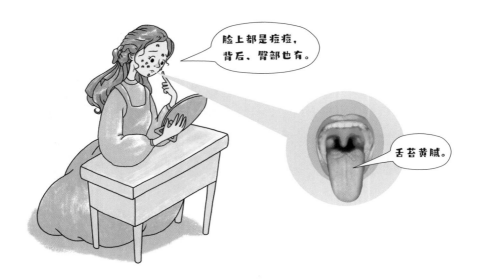

脸上都是痘痘，背后、臀部也有。

舌苔黄腻。

皮肤爱出油，加上舌质红、舌苔黄腻，还有便秘的现象，说明你是湿热体质，比别人更容易长痘。

　　痤疮（粉刺）是由于肺的宣化失常，水湿内停化热，循经上逆，凝滞于颜面、胸背皮肤而成。如果热重于湿，多会出现皮疹红肿疼痛、有脓头，可用菊花、连翘、金银花等清热解毒药物治疗；如果湿重于热，则多出现白头粉刺，皮疹色暗红、平时皮肤爱出油等，则需要用白术、茯苓、泽泻等健脾化湿的药物治疗。

　　平时自制一些药茶经常饮用，有助于改善湿热体质，是防治痤疮简单有效的方法。

山楂苡仁银花茶

材料 山楂、薏苡仁、金银花各
10克。

做法 浸泡30分钟，水煎10分钟
代茶饮。

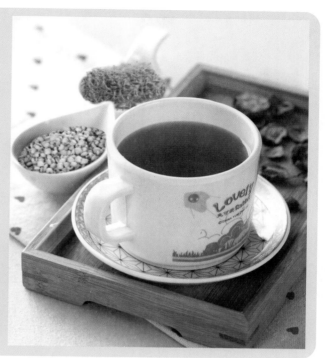

薏苡仁健脾除湿，金银花清
热解毒、疏散风热，山楂行气散瘀，
并能改善脾胃功能，常饮此茶，
可化积热、祛湿，改善痘痘和满
面油光的情况。

还有藿香薏苡仁粥，用芳香醒脾的藿香，配以健脾利湿的薏苡仁和清热解毒的蒲公英，
有很好的清热利湿作用。

藿香薏苡仁粥

材料 藿香15克，蒲公英20克，薏苡
仁50克。

做法 先将薏苡仁用清水浸泡1小时左
右。将藿香、蒲公英加适量清水煎煮
30分钟，取药汁；再将薏苡仁和药汁
一起放入锅中，加适量水煮至薏苡仁
熟软即可。

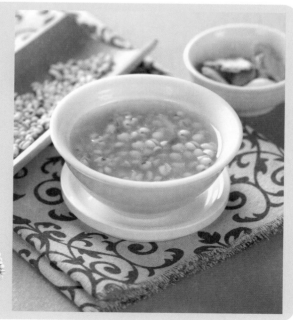

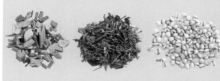

第二章 与湿相关疾病的对症调养

特效穴位：曲池 + 温溜

　　找到身上的曲池穴，它是清热利湿的"神器"，没事的时候按一按，能帮你改善"痘痘肌"。按摩曲池时，可以用拇指指腹按压，当感觉酸胀时，再揉3~5分钟。然后以相同方法加按温溜。温溜为手阳明经之郄穴，乃气血深聚之处，有清热解毒、安神定志的功效，按摩该穴对改善痤疮有较好的效果。

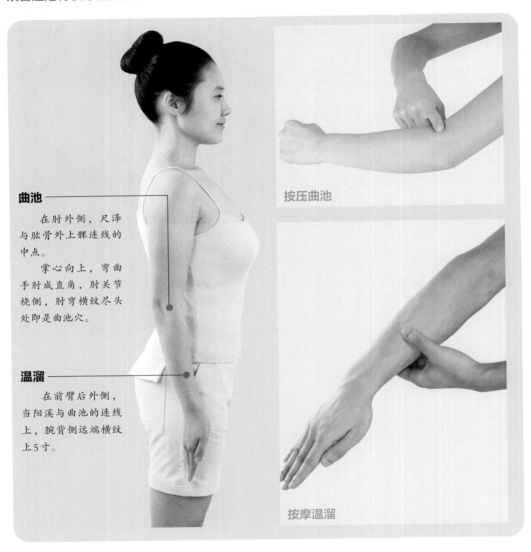

曲池

　　在肘外侧，尺泽与肱骨外上髁连线的中点。

　　掌心向上，弯曲手肘成直角，肘关节桡侧，肘弯横纹尽头处即是曲池穴。

温溜

　　在前臂后外侧，当阳溪与曲池的连线上，腕背侧远端横纹上5寸。

按压曲池

按摩温溜

　　湿热体质的人，身体内环境就像桑拿天一样，有湿有热，所以与其他体质的人群相比，更容易长"青春痘"。体内湿热的形成又跟长期饮食不节有关，因而湿热体质的人需要多在吃上下功夫：

- 多吃清热利湿蔬菜：黄豆芽、绿豆芽、冬瓜、苦瓜、黄瓜、芹菜、莲藕、马齿苋、蒲公英等；
- 适当吃芳香化湿之物：香菜、鲜藿香、生姜等作为佐料，以助排湿；
- 常吃清热利湿的粗粮：绿豆、薏苡仁、赤小豆等；
- 经常喝汤粥：用茯苓、白术、白扁豆、山药搭配大米、小米等熬粥，或者搭配冬瓜、薏苡仁等煮汤，以健脾、祛湿、养胃；
- 适当喝药茶：可用荷叶、竹叶、菊花、金银花、玉米须等泡茶饮用，以帮助祛除体内湿热。

有的人到了中年仍会"长痘"，这与湿热体质有很大关系。人到中年，皮脂分泌的高峰期已经过去，油多并不是主要问题，排油不畅才是突出矛盾。这里的"油"，其实是"湿"的一种表现。脾、胃、肺参与人体水湿代谢，它们如果功能出现了问题，就会影响到"湿"的排出，加上饮食不节、压力过大等原因，就会诱发或加重痤疮。

面对迟来的"青春痘"，中年人需要调理脏腑功能，加速排湿。可以利用身上的肺俞、脾俞、曲池和足三里。正坐或俯卧在床上，请家人帮忙按揉背部的肺俞、脾俞，然后自己按揉手部的曲池和腿部的足三里，每穴按揉2~5分钟，能起到健脾益胃、补肺气、除湿的作用。

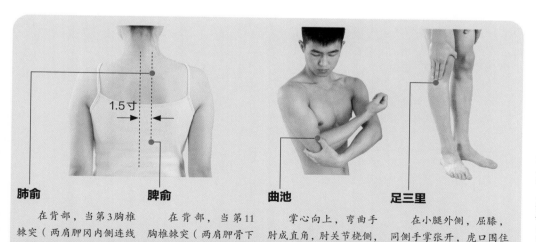

肺俞

在背部，当第3胸椎棘突（两肩胛冈内侧连线与后正中线的交点）下，旁开1.5寸。

脾俞

在背部，当第11胸椎棘突（两肩胛骨下角与两髂嵴最高点连线的中点，向下数一个棘突）下，旁开1.5寸。

曲池

掌心向上，弯曲手肘成直角，肘关节桡侧，肘弯横纹尽头处即是曲池穴。

足三里

在小腿外侧，屈膝，同侧手掌张开，虎口围住髌骨外上缘，其余四指向下，中指指尖处即是。

湿疹 ·········· 需要帮助身体排出湿气

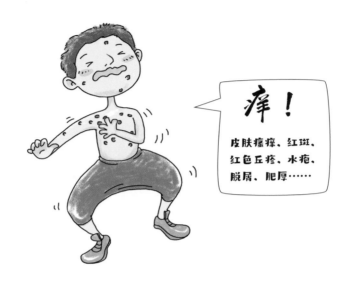

痒！

皮肤瘙痒、红斑、红色丘疹、水疱、脱屑、肥厚……

湿疹是湿气太重引起的吗？ 是，但也不全是。

湿疹从哪里来？
· 天气变化、居住环境潮湿
· 花粉、尘螨、动物毛发
· 鱼、虾、蛋等食物过敏
· 天气过于炎热、紫外线过敏
· 肠胃功能失调、代谢失常
· 精神紧张、劳累
······

西医眼中的湿疹
是由多种内外因素引起的、与变态反应有关的一种皮肤炎症性疾病。

中医眼中的湿疹
饮食失调、脏腑功能薄弱，风、湿、热邪趁势侵袭，浸淫肌肤。

风——皮肤
湿——水疱、糜烂、渗液
热——皮疹、红肿、灼热

湿疹的发生，是因为本身属于湿热体质，兼以吃太多的大鱼大肉、辛辣刺激性食物，或者酗酒，伤及脾胃，同时外感风、湿、热邪，使身体自我保护机制受损，肌肤失去濡养而引起的。

因此，帮助身体排出湿气，拆散"风-湿-热"这个组合，才能让湿疹消退。

除湿止痒软膏、冰黄肤乐软膏、润燥止痒胶囊、青鹏软膏等中成药能够减轻皮损，缓解瘙痒，减少湿疹复发。但仍需注意安全用药，应在医生指导下使用上述药物。

名称	主要成分	功效
除湿止痒软膏	蛇床子、黄连、黄柏、白鲜皮、苦参、虎杖、紫花地丁、萹蓄、茵陈、苍术、花椒、冰片	清热除湿，祛风止痒。用于急性、亚急性湿疹证属湿热型或湿阻型的辅助治疗
冰黄肤乐软膏	大黄、姜黄、硫黄、黄芩、甘草、冰片、薄荷脑	清热燥湿，活血祛风，止痒消炎。用于湿热蕴结或血热风燥引起的皮肤瘙痒；神经性皮炎、湿疹、足癣及银屑病等瘙痒性皮肤病见上述症候者
润燥止痒胶囊	何首乌、制何首乌、生地黄、桑叶、苦参、红活麻	养血滋阴，祛风止痒，润肠通便。用于血虚风燥所致的皮肤瘙痒、痤疮、便秘
青鹏软膏	棘豆、亚大黄、铁棒锤、诃子(去核)、毛诃子、余甘子、安息香、宽筋藤、人工麝香	活血化瘀，消肿止痛。用于风湿性关节炎、类风湿性关节炎、骨关节炎、痛风、急慢性扭挫伤、肩周炎引起的关节、肌肉肿胀疼痛及皮肤瘙痒、湿疹

既然湿疹的发生与饮食失调有关，平时一定要管住自己的嘴，忌食油腻辛辣及刺激性的食物，以免加重病情，助长湿气的食物尽量不吃。多吃有清热利湿作用的蔬菜、水果和粗粮。

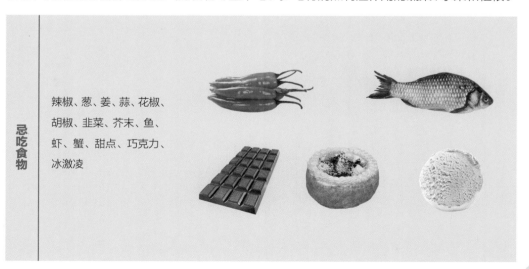

忌吃食物

辣椒、葱、姜、蒜、花椒、胡椒、韭菜、芥末、鱼、虾、蟹、甜点、巧克力、冰激凌

宜吃食物

绿豆、赤小豆、莲子、芡实、薏苡仁、黄瓜、冬瓜、苦瓜、莴笋、西红柿、芥蓝、荷叶、茅根、芹菜、苦菜、马齿苋、山药、莲藕

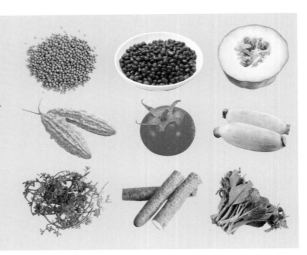

特效穴位：曲池 + 阴陵泉

曲池清肠胃湿热，阴陵泉补益脾气，一起按摩祛湿的效果更好。按摩方法是：用手指指腹按揉穴位，每穴2~5分钟。

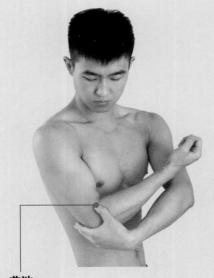

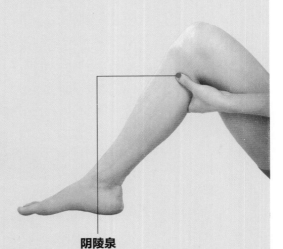

曲池

掌心向上，弯曲手肘成直角，肘关节桡侧，肘弯横纹尽头处即是。

阴陵泉

用拇指沿胫骨内缘由下往上推，至膝关节下时,胫骨向内上弯曲的凹陷中即是。

荨麻疹

脾强了，湿除了，疹就消了

说起荨麻疹，我想起小时候，有一天身上突然就起了粉红色的斑块，一团一团的，痒得我不停地挠，身上挠出一道道的印子。我奶奶用土方法，把艾叶、花椒熬水，让我洗澡。洗过几次之后就不痒了。你说这是什么原因呢？

大多数荨麻疹的发生，其实是风湿之类的邪气把皮肤的毛孔给堵住了，气血流动变得缓慢，反映到皮肤上，就成了一团团的红疙瘩。用艾叶、花椒熬水洗澡，其实是借助艾叶、花椒的温性来推动气血的流动，把风湿给排出去。此外，花椒还有止痒的效果。

其实，外感风湿只是外因，荨麻疹的内因在于脾虚湿盛——经常吃肥甘厚味、辛辣刺激食物，使脾胃受伤，无以运化水湿，就容易生湿动风，发生荨麻疹。所以，对付荨麻疹，祛风湿、健脾胃两手都要抓。比如在用艾叶花椒水外洗的同时服用乌梅甘草茶，能帮助荨麻疹更快消退且不易复发。

乌梅甘草茶

材料 乌梅2枚，甘草5克。

做法 将乌梅和甘草一同放入保温杯中，加200毫升沸水，闷泡10分钟即可。每日1剂，代茶频饮。

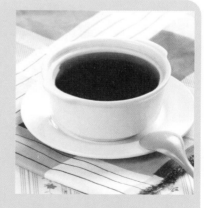

乌梅
祛湿、散风、止痒

＋

甘草
厚脾胃、解毒

→

缓解脾湿风毒引起的风湿疙瘩、周身刺痒

也可以使用湿毒清胶囊、肤痒颗粒、消风止痒颗粒等中成药祛除湿热，缓解荨麻疹。

名称	主要成分	功效
湿毒清胶囊	地黄、当归、丹参、蝉蜕、苦参、白鲜皮、甘草、黄芩、土茯苓	养血润燥，祛风止痒。用于血虚风燥所致的风瘙痒，症见皮肤干燥、脱屑、瘙痒，伴有抓痕、血痂、色素沉着
肤痒颗粒	苍耳子（炒、去刺）、地肤子、川芎、红花、白英	祛风活血，除湿止痒。用于皮肤瘙痒症、荨麻疹
消风止痒颗粒	防风、蝉蜕、地骨皮、苍术、亚麻子、当归、地黄、木通、荆芥、石膏、甘草	消风清热，除湿止痒。用于丘疹样荨麻疹、湿疹、皮肤瘙痒症

　　同时，可搭配适当的按摩：取曲池、血海、足三里，分别用拇指指腹按压上述穴位，力度由轻渐重，感觉酸胀时再按揉3~5分钟，每天1~2次。也可以用拇指指腹来回搓揉上述穴位，每个穴位5分钟左右，以皮肤发红发热为宜。

特效穴位：曲池 + 血海 + 足三里

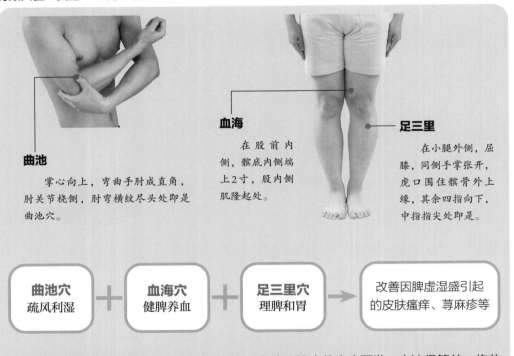

血海

在股前内侧，髌底内侧端上2寸，股内侧肌隆起处。

足三里

在小腿外侧，屈膝，同侧手掌张开，虎口围住髌骨外上缘，其余四指向下，中指指尖处即是。

曲池

掌心向上，弯曲手肘成直角，肘关节桡侧，肘弯横纹尽头处即是曲池穴。

曲池穴 疏风利湿	＋ **血海穴** 健脾养血	＋ **足三里穴** 理脾和胃	→ 改善因脾虚湿盛引起的皮肤瘙痒、荨麻疹等

　　荨麻疹消退后，可艾灸上述三个穴位，有助于防止荨麻疹再发。方法很简单：将艾条点燃，在距离皮肤2~3厘米处，分别艾灸上述穴位，每个穴位5~10分钟，以皮肤感到温热而不烫为宜。

神经性皮炎

·············· 按摩特效穴位来缓解

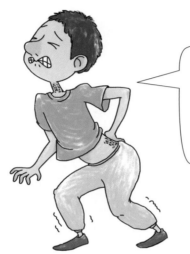

脖子、腰部好痒，尤其到了晚上，痒得都睡不着。

一开始没起疹子，但抓了之后，皮肤就慢慢起疹子了。

抓得多了，疹子也变多，还连成了一片。

这种情况应该是神经性皮炎。这是一种以对称性皮肤粗糙肥厚，剧烈瘙痒为主要表现的皮肤性疾病，好发于颈部、四肢、腰骶。

神经性皮炎的发生，主要是由风湿热邪郁滞皮肤，致使经气不畅而导致的。风邪流窜于皮肤，所以会有瘙痒的症状；体内有热，热气滞留皮肤，所以皮肤会起疹子；湿邪黏腻、时起时伏，所以神经性皮炎总是反反复复，不容易痊愈。

特效穴位：风池 + 曲池 + 血海

常按风池、曲池和血海，可以帮助缓解神经性皮炎：先用双手拇指指腹按压头颈部的风池，然后再分别用拇指指腹画圈按揉曲池和血海，每个穴位3~5分钟，力度由轻渐重，以感觉酸胀为度。

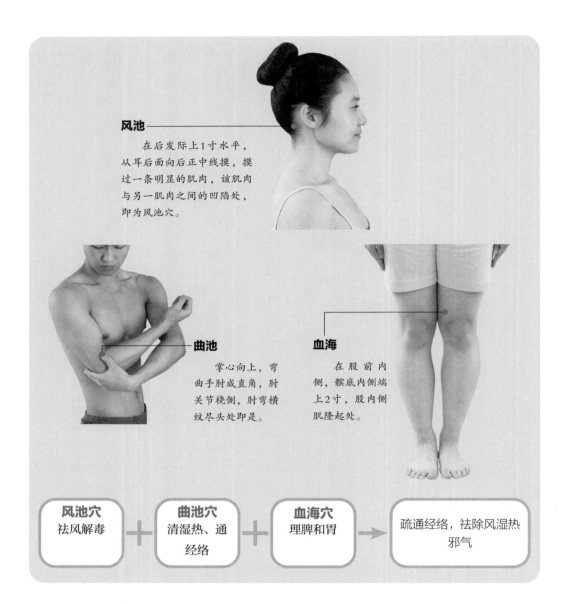

风池

在后发际上1寸水平，从耳后面向后正中线摸，摸过一条明显的肌肉，该肌肉与另一肌肉之间的凹陷处，即为风池穴。

曲池

掌心向上，弯曲手肘成直角，肘关节桡侧，肘弯横纹尽头处即是。

血海

在股前内侧，髌底内侧端上2寸，股内侧肌隆起处。

| 风池穴
祛风解毒 | + | 曲池穴
清湿热、通经络 | + | 血海穴
理脾和胃 | → | 疏通经络，祛除风湿热邪气 |

神经性皮炎的治疗需要一个较长的时间，治疗期间可能会因为天气变化、环境刺激等因素而复发，在这个过程中一定要保持好的心态，避免情绪紧张、焦虑、激动，注意劳逸结合。

此外，饮食上还要注意：少吃辛辣、刺激、油腻的食物，这些食物会加重湿热，使皮肤瘙痒加重。建议多吃一些清热利湿的食物，如薏苡仁、冬瓜、丝瓜、黄瓜、荠菜、芹菜等。

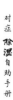

肥胖 ⋯⋯⋯⋯⋯⋯⋯ 让人长肉的其实是痰湿

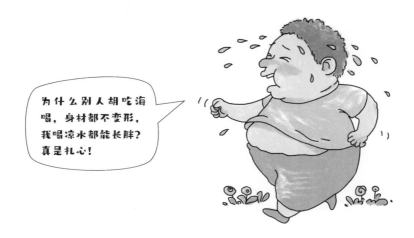

为什么别人胡吃海喝，身材都不变形，我喝凉水都能长胖？真是扎心！

　　肥胖的人大多有两大特点：吃得多和动得少。吃得多会加重脾胃负担，让脾胃功能受损，水液失于布散而生湿酿痰；动得少会使气血运行不畅，时间一久身体里的水液就变成了不流动的"死水"，也就是"痰湿"的状态。痰湿积聚过多，与消化不掉的食物营养一起慢慢堆积成脂肪，造成肥胖。

那我应该怎么减肥，又怎么去掉痰湿呢？

痰湿的形成跟饮食习惯有很大的关系。要减肥首先就要管住嘴。

助长痰湿的行为	减肥需要做的
暴饮暴食	三餐规律；吃饭七八分饱
进食速度过快	细嚼慢咽，做"绅士"或"淑女"
贪食生冷食物	多吃温度正好的食物（吃进去感觉不烫不凉）
喜食肥甘厚味的食品	多吃蔬菜水果，肉类选动物瘦肉、鱼虾等，少吃甜品、油炸食物

脾为生湿生痰之源，脾虚易致痰湿，减肥最重要的就是要健脾。比较方便的食疗方法是自制有祛湿效果的茶饮经常饮用，以下几种茶方均有健脾祛湿的效果，可根据自身情况选择：

荷楂减肥茶

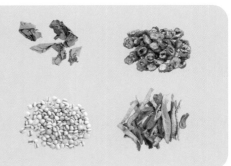

材料 荷叶20克，山楂、薏苡仁各10克，橘皮5克，茶叶3克。

做法 上述材料共切细末，混合装入纱布袋。早上将纱布袋放入热水瓶中，沸水冲泡后代茶饮。当天如喝完可再加开水泡，每日1剂。

功效 利湿祛痰，消脂减肥。

竹叶茅根茶

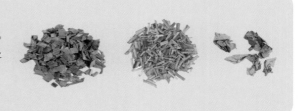

材料 淡竹叶、白茅根各10克，荷叶5克。

做法 上述材料一同放入杯中，沸水浸泡，当茶饮用。每日1剂。

功效 清热除烦，利尿祛湿。

红豆苡仁茶

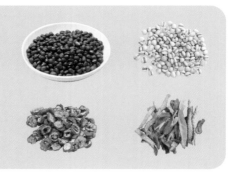

材料 赤小豆和薏苡仁各15克，山楂和陈皮各5克。

做法 赤小豆和薏苡仁洗净后用温水浸泡4~5小时。浸泡好的赤小豆和薏苡仁加入山楂、陈皮及适量水，大火煮沸后，关火，继续闷半个小时，再开火煮半个小时即可。

功效 消肿利尿，健脾胃，除湿。

蒲公英龙须茶

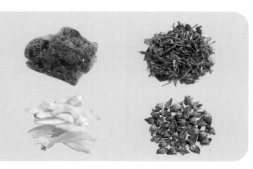

材料 玉米须、蒲公英、玉竹各5克，玫瑰花5朵。

做法 上述材料放入保温杯中，向杯中冲入开水，等待2分钟即可饮用。

功效 降糖、降脂、消痰祛火、利尿。

陈皮茯苓茶

材料 茯苓、陈皮各10克。

做法 茯苓、陈皮洗净，放入保温杯中，向杯中冲入热水，等待2分钟即可饮用。

功效 健脾燥湿，利水降脂。

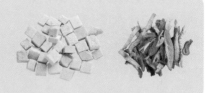

按摩特效穴位：内庭 + 关元

平时也可以多按摩内庭和关元：用拇指按压内庭，左右足轮流按压，每足按压3分钟；用拇指指腹沿顺时针方向揉关元2分钟，再逆时针方向揉2分钟，手法由轻到重，逐渐加力，以感觉酸麻为度。

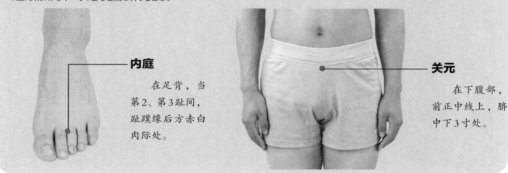

内庭

在足背，当第2、第3趾间，趾蹼缘后方赤白肉际处。

关元

在下腹部，前正中线上，脐中下3寸处。

艾灸特效穴位：大椎 + 关元 + 三阴交 + 足三里

也可以艾灸大椎、关元、三阴交、足三里。方法是：用点燃的艾条距皮肤1.5~3厘米处施灸，灸5~10分钟，灸至局部皮肤灼热红润为度，每日或隔日灸1次。

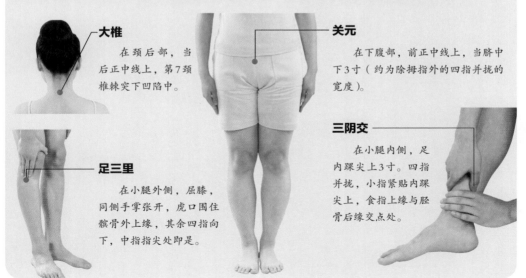

大椎

在颈后部，当后正中线上，第7颈椎棘突下凹陷中。

关元

在下腹部，前正中线上，当脐中下3寸（约为除拇指外的四指并拢的宽度）。

三阴交

在小腿内侧，足内踝尖上3寸。四指并拢，小指紧贴内踝尖上，食指上缘与胫骨后缘交点处。

足三里

在小腿外侧，屈膝，同侧手掌张开，虎口围住髌骨外上缘，其余四指向下，中指指尖处即是。

刮痧特效穴位：脾俞＋中脘＋关元＋足三里＋三阴交

　　也可以通过刮拭刺激穴位，改善局部微循环，疏通经络的作用，从而达到减肥效果。刮痧减肥的针对性强，减肥较好。刮痧穴位：脾俞、中脘、关元、足三里、三阴交。方法是：先刮拭脾俞，刮至微出痧痕为度；然后刮拭中脘、关元，刮至微出痧痕为度；最后刮拭下肢部位的足三里、三阴交，刮至微出痧痕为度。

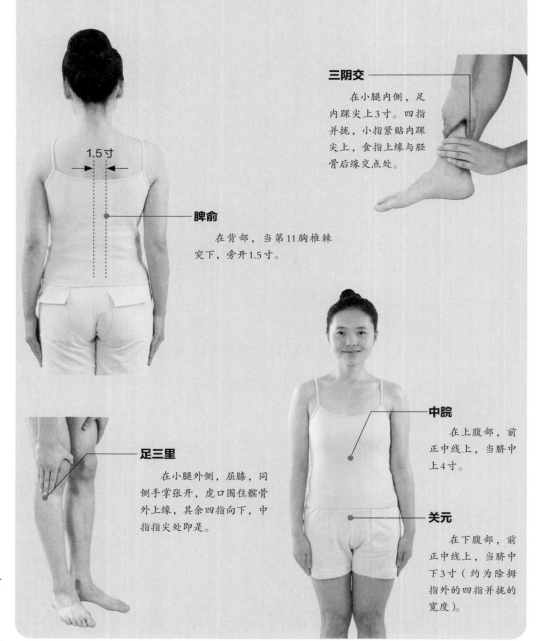

三阴交

在小腿内侧，足内踝尖上3寸。四指并拢，小指紧贴内踝尖上，食指上缘与胫骨后缘交点处。

脾俞

在背部，当第11胸椎棘突下，旁开1.5寸。

1.5寸

中脘

在上腹部，前正中线上，当脐中上4寸。

足三里

在小腿外侧，屈膝，同侧手掌张开，虎口围住髌骨外上缘，其余四指向下，中指指尖处即是。

关元

在下腹部，前正中线上，当脐中下3寸（约为除拇指外的四指并拢的宽度）。

关节痛 ·········· 祛除风和湿，气血通则关节轻松

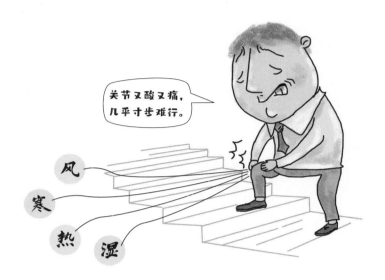

关节又酸又痛，几乎寸步难行。

风

寒

热 湿

我有点看不懂啊，风寒湿热，怎么又有寒又有热？

风邪如同载体，与湿结合即为风湿，带着寒和热两种不同性质的邪气游走于身体各部位，使肌肉、筋骨、关节发生疼痛、麻木，甚至关节肿大变形、屈伸不利等诸多症状，在中医统称为"痹证"。以湿为主的痹证，最主要的特征就是关节酸痛麻木。治疗上要区分寒湿和湿热。

　　用来治疗风湿性关节炎的中成药非常多，在具体治疗时一定要在医生指导下辨证选择相应药物，治疗期间还要做好复查，以便根据实际情况调整治疗方案。

名称	主要成分	功效
疏风定痛丸	马钱子粉、麻黄、乳香（醋制）、没药（醋制）、千年健、自然铜（煅）、地枫皮、桂枝、牛膝、木瓜、甘草、杜仲（盐炙）、防风、羌活、独活	祛风散寒，活血止痛。用于风寒湿闭阻、瘀血阻络所致的痹证，症见关节冷痛、刺痛、屈伸不利、局部恶寒、腰腿疼痛、四肢麻木及跌打损伤所致的局部肿痛

名称	主要成分	功效
寒湿痹颗粒	附子（制）、制川乌、黄芪、桂枝、麻黄、白术（炒）、当归、白芍、威灵仙、木瓜、细辛、甘草（制）	祛寒除湿、温通经络。用于肢体关节疼痛、疲困或肿胀、局部畏寒、风湿性关节炎
寒热痹颗粒	麻黄、桂枝、附子、防风、白芍、知母、白术、干姜、地龙、甘草	散寒清热、和营定痛。用于肌肉、关节疼痛，局部触之发热，但自觉怕冷畏寒，或触之不热但自觉发热，全身热象不显，以及风湿和类风湿关节炎见上述证候者
湿热痹颗粒	苍术、忍冬藤、地龙、连翘、黄柏、薏苡仁、防风、川牛膝、粉萆薢、桑枝、防己、威灵仙	祛风除湿、清热消肿、通络定痛。用于湿热痹证，其症状为肌肉或关节红肿热痛，有沉重感，步履艰难，发热，口渴不欲饮，小便黄

关节痛属于风寒湿的，平时可以用艾叶搭配生姜泡脚，方法也简单：干艾叶50~100克，生姜5~10片，加适量水煮开，等水温晾至可耐受的温度（40℃左右）时用来泡脚，每周2~3次，有祛寒湿、温通经络的作用。

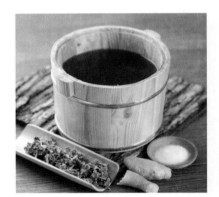

家里有艾绒的，可以把适量的艾绒放在纱布袋里，缝好。每次使用时，把艾绒包稍微打湿，放在微波炉里加热，然后用来热敷之前出现过疼痛的关节部位，热敷时间控制在20分钟左右，同时要注意温度，以感觉稍微温热但不烫为宜。

热敷可以扩张血管，促进关节部位的血液循环，提高局部代谢能力，再加上艾绒祛寒湿、温通经络的作用，能帮助预防关节痛。如果家里没有艾绒，也可以用热水袋或电暖宝来热敷，只是效果没有艾绒包那么好。

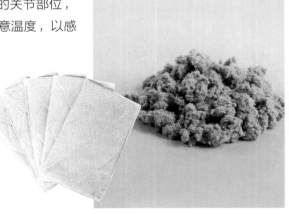

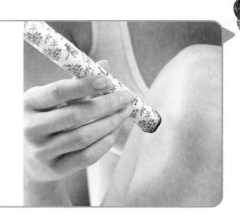

用艾灸缓解关节痛也有很好的效果。最简单的方法就是找阿是穴，也就是痛点。方法是：找到之前一受寒就出现疼痛的关节部位，点燃艾条，在距离皮肤2~3厘米的位置进行艾灸，每次5~10分钟，以感觉皮肤发红发热为宜。

关节痛里，又以膝关节疼痛最为常见。平时，可以每周艾灸膝眼：将艾条点燃后，在距离皮肤位置2~3厘米处，来回艾灸内外膝眼15分钟左右。膝眼位于膝关节髌韧带两侧，经常艾灸它们，能刺激局部经络，激发人体自身阳气，起到调和气血、散寒除湿、祛风止痛的作用。

膝眼

在膝部，髌韧带内侧凹陷处的中央。

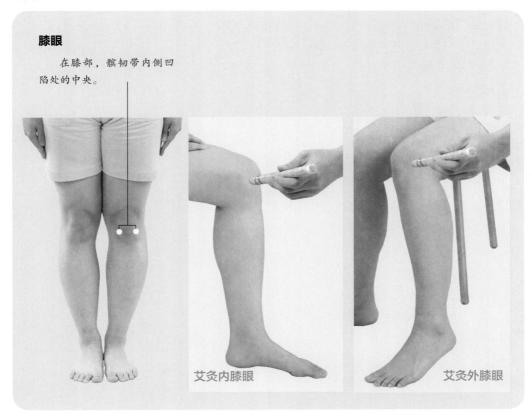

艾灸内膝眼

艾灸外膝眼

除了艾灸，还有什么简易的按摩方法吗?

特效穴位：鹤顶 + 膝眼

　　找鹤顶加膝眼，它们都在膝盖部位，按揉起来简单又方便：弯曲患处一侧的膝部，拇指放在鹤顶上，食指放在内膝眼上，中指放在外膝眼（即犊鼻穴）上，无名指、小指随意放在髌骨周围，使五指正好抓握住髌骨，然后用手腕轻轻环状按揉髌骨2~3分钟。每日1~2次。

鹤顶

在膝上部，髌底的中点上方凹陷处。

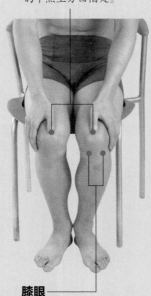

膝眼

在膝部，髌韧带两侧凹陷处的中央。

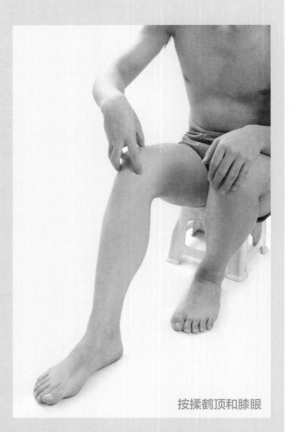

按揉鹤顶和膝眼

特效穴位：内关 + 外关

　　腕关节疼痛者，可按揉内关和外关：一手拇指指腹放在另一手的内关上，食指指腹放在外关上，两个手指向下按压，力度由轻渐重，当感觉酸胀时，画圈按揉穴位3~5分钟。

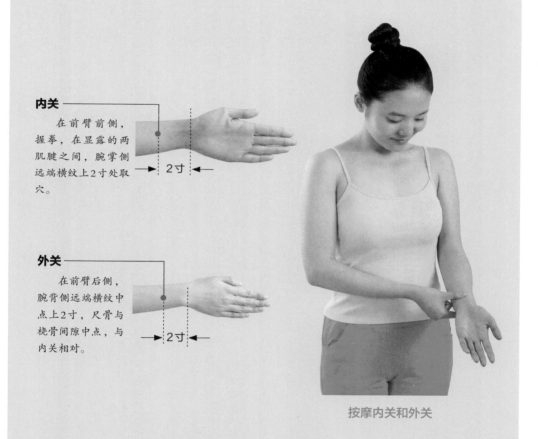

内关

　　在前臂前侧，握拳，在显露的两肌腱之间，腕掌侧远端横纹上2寸处取穴。

2寸

外关

　　在前臂后侧，腕背侧远端横纹中点上2寸，尺骨与桡骨间隙中点，与内关相对。

2寸

按摩内关和外关

内关穴 和胃降逆、镇定止痛	+	外关穴 清热解毒、解痉止痛、通经活络	→	缓解手心发热、手腕及肘臂疼痛等不适

特效穴位：曲池 + 手三里

　　肘关节疼痛者，可按揉曲池、手三里：用拇指或食指指腹按压曲池1分钟，力度稍重，以感觉有明显麻痛感为度，然后顺时针按揉穴位1分钟。重复以上动作3次，然后用相同的方法按揉手三里。这两个穴位都位于肘关节附近，也可以来回搓揉这两个穴位5~10分钟，力度以有明显麻痛感为度。

曲池

　　在肘外侧，尺泽与肱骨外上髁连线的中点。弯曲手肘成直角，肘关节桡侧，肘弯横纹尽头处即是。

手三里

　　在前臂后外侧，当阳溪与曲池连线上，肘横纹下2寸。

曲池穴
清热利湿、疏通经络

+

手三里穴
通经活络、调理肠胃

→ 改善湿热引起的肩臂痛、上肢麻痹疼痛

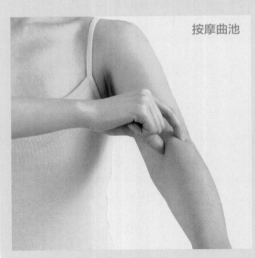
按摩曲池

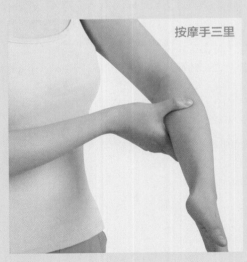
按摩手三里

　　关节痛者还要注意控制饮食，多吃牛奶、鸡蛋、豆类及瘦肉等含优质蛋白和含钙高的食物；肥胖者适当控制饮食，并加强活动，减轻体重以减轻关节的负担。

注意：关节痛急性发作时忌按摩、热敷发病部位，尤其是湿热关节痛，本身关节部位就红肿热痛，这时按摩、艾灸，会使疼痛加剧。

肩周炎 ············ 祛风除湿、活血通络，双管齐下

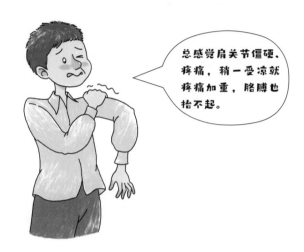

> 总感觉肩关节僵硬、疼痛，稍一受凉就疼痛加重，胳膊也抬不起。

肩周炎可不是老年人的"专利"。许多年轻的上班族因为久坐，肩膀、手臂肌肉长期处于紧张状态，以致筋肉不健、气血不足，再加上长时间待在空调房里，肩部极易受风寒湿邪，使这里的气血经络不通，"不通则痛"，所以也成为肩周炎"青睐"的人群。

中医有"寒者热之"的说法，意思是对付风寒湿邪，要用"热"来祛除风湿、温经散寒、活血通络。所以对付肩周炎，艾灸是不错的方法。

艾灸时，需要取肩髃、肩髎、肩贞、臂臑等穴位，取舒适的体位，让家人把艾条的一端点燃，火头与皮肤的距离保持2~3厘米左右，对准穴位施灸。温度以自己感觉穴位周围皮肤有温热感但无灼痛感为宜，每穴灸15~20分钟，灸至局部皮肤潮红为度。每日灸1~2次。

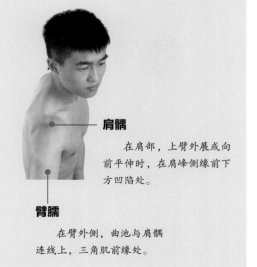

肩髃

在肩部，上臂外展或向前平伸时，在肩峰侧缘前下方凹陷处。

臂臑

在臂外侧，曲池与肩髃连线上，三角肌前缘处。

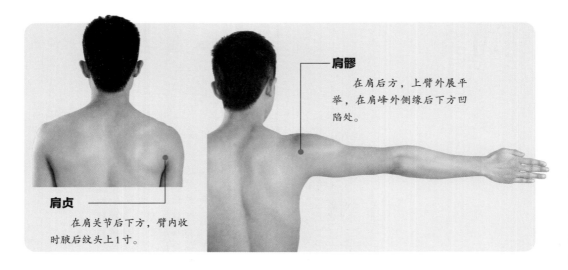

肩髎

在肩后方，上臂外展平举，在肩峰外侧缘后下方凹陷处。

肩贞

在肩关节后下方，臂内收时腋后纹头上1寸。

穴位看起来有点多，其实都位于肩部关节附近，如果觉得挨个穴位艾灸麻烦，也可以用回旋灸的方式，围绕着肩关节、三角肌前后位置艾灸，每次30分钟左右，以感觉皮肤发红有温热感为度。

按摩也能缓解肩周炎带来的疼痛：

按摩方法1

①先请家人用拇指从患有肩周炎的肩前部向上臂内侧方向推按，力度宜重，以自己感觉酸痛为度，反复推10次。

②手臂向外展开，接着以2秒1次的速度弯曲前臂，再伸展，反复弯曲10次。

③最后，最大限度地做旋转手臂运动，速度宜慢，旋转10~15次。

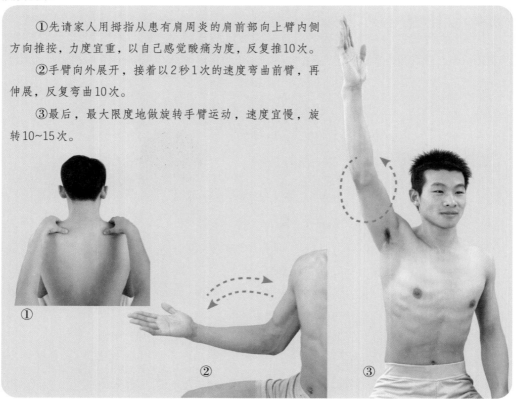

按摩方法2

坐在床上，自己单手五指拿捏肩周炎患侧、肩前穴、肩髎穴、肩贞穴，每个穴位按摩3~5分钟，力度稍重，以感觉疼痛为宜，然后用手轻拍上述3个穴位，来回拍打5分钟。

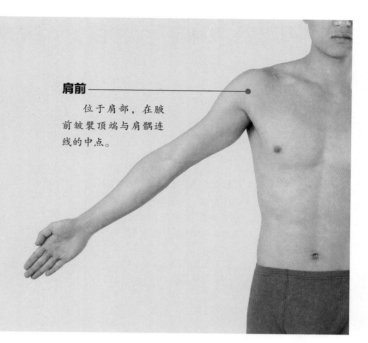

肩前————

位于肩部，在腋前皱襞顶端与肩髃连线的中点。

治疗肩周炎还可以使用中成药，但应辨证用药，比如风寒湿邪所引起的肩周炎可以使用三乌胶丸、祛痹舒肩丸，另外还可以对症使用活血止痛胶囊活血消肿止痛。

名称	主要成分	功效
三乌胶丸	生草乌、生川乌、何首乌、附子（附片）、生白附子、乳香、冰糖、鲜猪蹄	祛寒除湿、祛风通络、活血止痛、强筋健骨。用于风寒湿邪、风痰、瘀血引起的风湿性关节炎、类风湿关节炎、骨质增生、坐骨神经痛、肩周炎、创伤性关节炎等
祛痹舒肩丸	黄芪、淫羊藿、威灵仙、三七、延胡索、夏天无、地龙等	祛风寒、强筋骨、益气血、止痹痛。用于肩周炎风寒痹症者，症见肩部怕冷，遇热痛缓，肩痛日轻夜重，肩部有明显痛症，肩部肌肉萎缩等
活血止痛胶囊	当归、三七、乳香（制）、冰片、土鳖虫、煅自然铜	活血散瘀、消肿止痛。用于跌打损伤、瘀血肿痛

腰痛

寒湿阻滞，通则不痛

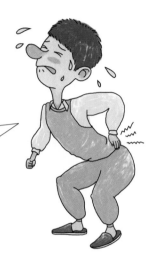

> 最近经常腰痛，人像坐在冷水里，都不敢扭腰，躺下疼痛也不能减轻，而且一到阴雨天会更痛。

> 我夏天时也常被腰痛困扰，尤其是在空调房里待久了，腰都疼得直不起来。

> 夏季雨水多，本来就湿气重，如果还贪凉开着空调，再加上工作时久坐不动，寒湿之邪就容易顺肌肤经络下行，盘踞在腰部，不腰痛才怪。

特效穴位：委中穴

当感觉腰部冷痛时，可以先取舒适的体位，自己或请家人用手按压腰部，先寻找痛点（阿是穴）。在距离皮肤2~3厘米处，对着痛点及周围的皮肤艾灸10分钟左右。

然后找到委中穴，在距离皮肤2~3厘米处艾灸穴位5~10分钟。艾灸结束后，双手食指、中指并拢，按揉委中3~5分钟，力度由轻渐重，以感觉微痛为度。每日1次。也可以手握空拳，有节奏地敲击穴位20~30次。委中穴具有舒筋通络、利湿消肿的作用，经常刺激它，能帮助改善腰酸背痛、腿痛、坐骨神经痛等问题。

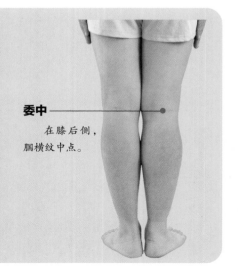

委中 —— 在膝后侧，腘横纹中点。

对症 除湿 自助手册

70

特效穴位：腰眼

平时也可以刺激腰眼穴，以祛除寒湿、活血通络。刺激腰眼穴常用的方法有按摩和艾灸：

按摩法

站立，两手叉腰，用双手拇指按压两侧腰眼，当感觉酸胀或微痛时，顺时针方向按揉穴位3~5分钟。然后，用双手手掌轻擦或轻拍腰眼部位10下，使腰部放松。每日1次。

艾灸法

取舒适的体位，请家人将艾条点燃，在距离皮肤2~3厘米处艾灸穴位，每侧5~10分钟，以感觉皮肤温热而不烫为宜。每周1~2次。

腰痛缓解后，可以经常按摩肾俞、大肠俞：分别用双手拇指画圈按揉脊柱两侧的肾俞、大肠俞，每个穴位按揉3~5分钟，再将双手掌根放在背后肾俞上，来回搓肾俞到大肠俞，力度由轻渐重，以感觉腰部酸痛为度。每日1次。按摩这两个穴位有温阳散寒、祛风湿、活血通络的作用，防止腰痛再次发作。

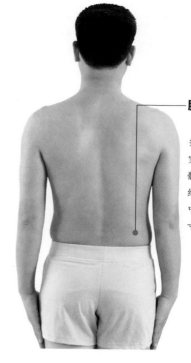

腰眼

在腰部，当第4腰椎棘突下（与两侧髂骨最高点连线相平），后正中线旁开约3.5寸凹陷中。

1.5寸

肾俞

在腰部，两髂嵴最高点连线中点再向上2个棘突，旁开1.5寸处。

大肠俞

在腰部，当第4腰椎棘突下（与两侧髂骨最高点连线相平），旁开1.5寸。

腰痛外治方

材料 食盐500克，小茴香150克。

做法 上述材料入锅中同炒，炒热后装入纱布袋内热熨患处，注意布包温度谨防烫伤，待药物冷却后可再炒，多次使用。

功效 小茴香用盐炒制后有暖肾散寒止痛的功效，可治疗风湿腰痛。

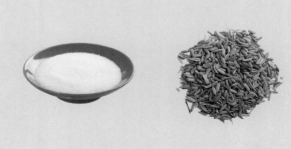

老寒腿

寒湿走了，腿自然不疼了

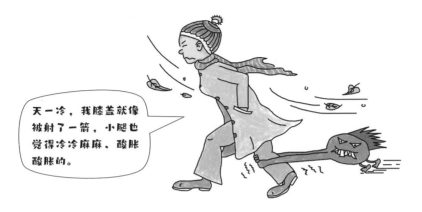

天一冷，我膝盖就像被射了一箭，小腿也觉得冷冷麻麻、酸胀酸胀的。

虽然叫"老寒腿"，却不是老年人的"专利"，更年期女性、肥胖人群，以及经常跑步健身或常年从事体力劳动的人，由于长期穿高跟鞋走路，或长期运动、或超重导致膝盖负担加重，使膝关节加速老化，都有患老寒腿的可能。这种情况下，寒冷天气是诱因。应在寒冷季节做好准备工作，祛除腿部寒湿。

感觉膝盖和小腿疼痛的时候，一定要及早采取措施，以免寒湿加重拖成顽疾。最简单的方法就是泡脚。

桂枝干姜泡脚方

材料 桂枝15~20克，干姜10克。

泡法 桂枝加入适量水煮开，然后放入干姜浸泡，待水温合适时泡脚15~20分钟。

桂枝温经散寒、活血化瘀，干姜温中散寒、燥湿消痰，用来治"老寒腿"再合适不过。

需要注意，泡脚的水最好能没过小腿肚，这样才能更好地疏通经络，让身体里积累的寒湿更快地代谢。

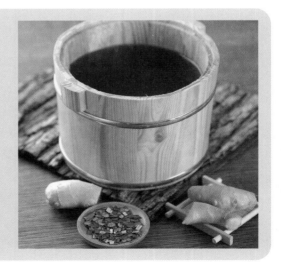

泡脚后再按一按委中，调养的效果会更好：用拇指指腹按揉委中3~5分钟，力度以感觉酸胀为宜。

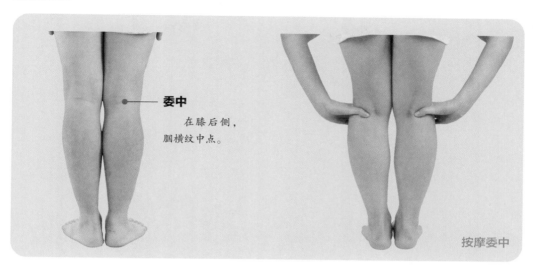

委中

在膝后侧，
腘横纹中点。

按摩委中

如果感觉小腿酸胀麻痛，可以再按摩一下小腿。方法是：双手手掌放在膝盖下方两侧，上下来回搓3分钟，然后再由上至下捏小腿肚部位的肌肉3分钟。力度以感觉酸痛为宜。揉捏小腿的时候，要注意配合呼吸，揉捏的时候吐气，将小腹往内收；手指放松的时候吸气，小腹放松。节奏不要太急，要缓慢进行。可改善小腿酸胀、麻痛的情况。

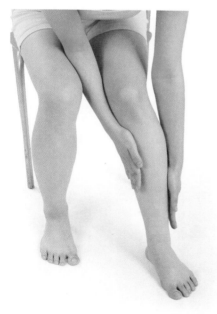

搓小腿

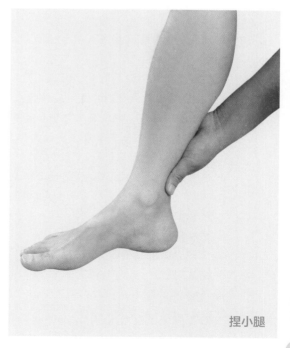

捏小腿

中医传统疗法中有"寒者热之"的原则，艾火的温热也是老寒腿的克星。我们可以艾灸鹤顶、阳陵泉：自然放松，取舒适的体位，将艾条点燃后，在距离皮肤2~3厘米处，对着鹤顶艾灸，然后再艾灸阳陵泉。每个穴位艾灸10分钟左右，感觉皮肤发红发热，有热气沿着小腿向下蔓延为佳。

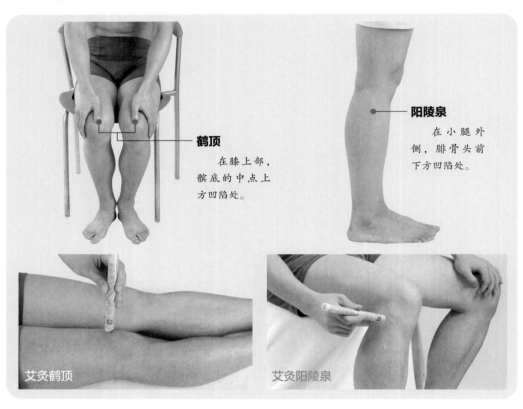

鹤顶

在膝上部，髌底的中点上方凹陷处。

阳陵泉

在小腿外侧，腓骨头前下方凹陷处。

艾灸鹤顶

艾灸阳陵泉

下面几点建议可以帮助你更好地保护膝部：
● 要控制运动量，不做剧烈扭动和负重运动。
● 如果运动前膝关节疼痛，要注意休息，避免因运动造成损伤加重。
● 运动前充分热身，减少突然性运动造成的关节损伤。
● 正确使用护膝、髌骨带等护具，可在运动中对膝关节起到保护作用。
● 户外徒步时使用登山杖支撑。
● 可以常做靠墙静蹲练习，以增加肌肉力量和关节稳定性：背靠墙，双脚分开与肩同宽，逐渐向前伸，与身体重心形成约40~50厘米的距离，同时身体下蹲，小腿与地面垂直，坚持一会儿后站起，反复3~4次。

失眠

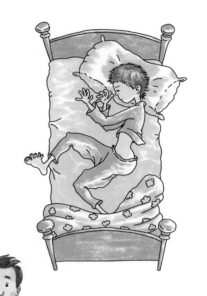

最近我经常失眠，躺在床上翻来覆去很久都不能入睡，睡着后还容易被梦惊醒，起床后感觉很累。

现代社会生活节奏加快，竞争加剧，繁忙的工作和生活都给人们带来了巨大的压力，这些压力在体内化生为痰火，扰动心神，使阴阳失交，所以产生了失眠问题。

　　要摆脱失眠，最根本的是要建立一个健康的生活方式，保持乐观的心态，积极锻炼身体。除此之外，中医的很多方法，像泡脚、按摩、艾灸、刮痧，都有提高睡眠质量的作用，不妨一试。

失眠泡脚方

材料 黄芩25克，菊花25克，首乌藤25克，磁石30克。

泡法 1.将磁石放入锅中，加2升水浸泡10分钟，然后大火煮至沸腾，转小火煎30分钟，再加入黄芩、菊花、首乌藤，续煎30分钟。

2.将汤药滤汁倒入盆里，兑入适量热水晾温后泡脚，水量淹没小腿肚。每天晚上睡前1小时泡15~20分钟，1剂可使用2次，连续泡3~5天。

　　此方有滋阴清热、安神定志的功效。伴有头晕、心烦的失眠人群，可每天晚上睡前用此方泡脚，泡脚后不用擦干，用手来回搓脚心至感觉皮肤发热，稍作休息后再准备睡觉。

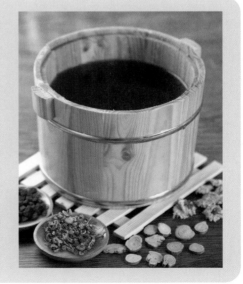

平时按摩百会、安眠、脾俞三个穴位有疏通经络气血的作用，可缓解头晕头痛、心悸烦躁，促进睡眠。

按摩方

按揉百会：先用食指点按穴位2分钟，然后顺时针方向按揉2分钟，力度由轻变重，感觉酸胀即可。

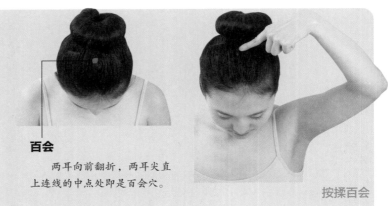

百会

两耳向前翻折，两耳尖直上连线的中点处即是百会穴。

按揉百会

按揉安眠：用拇指顺时针按揉穴位3~5分钟，力度以感觉酸胀为宜。

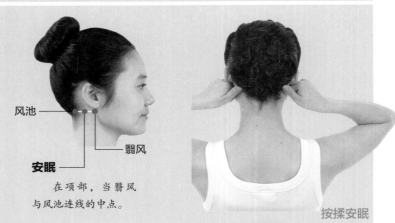

风池

翳风

安眠

在项部，当翳风与风池连线的中点。

按揉安眠

按揉脾俞：取适合的体位，用拇指指腹按揉脾俞穴3~5分钟，力度以感觉酸胀、略微麻痛为宜。

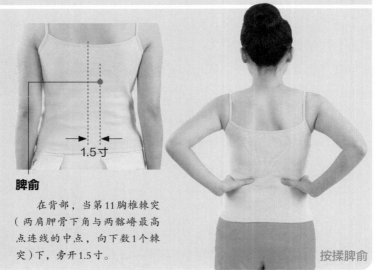

1.5寸

脾俞

在背部，当第11胸椎棘突（两肩胛骨下角与两髂嵴最高点连线的中点，向下数1个棘突）下，旁开1.5寸。

按揉脾俞

艾灸对治疗失眠有较好的疗效，一般多在睡前进行，效果更佳。可以分别艾灸安眠、神门、内关、涌泉、三阴交。艾灸方法是：让患者取合适的体位，用点燃的艾条在距离皮肤3~5厘米处施灸，灸至皮肤产生红晕为止。每日灸1次，每个穴位灸3分钟左右。

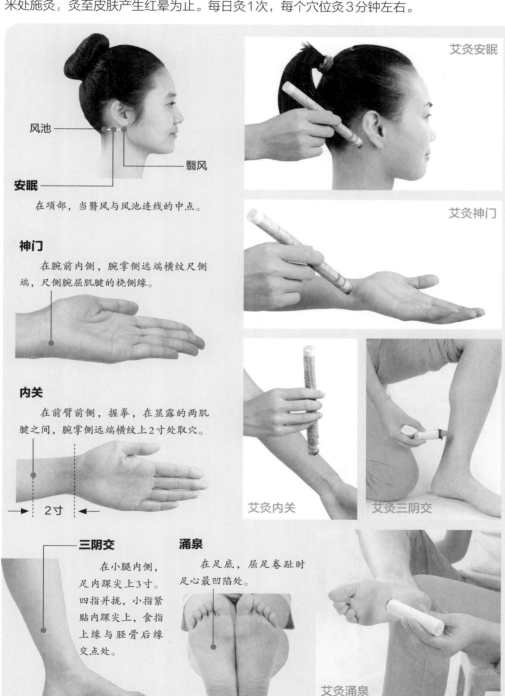

风池

翳风

安眠

　　在项部，当翳风与风池连线的中点。

艾灸安眠

神门

　　在腕前内侧，腕掌侧远端横纹尺侧端，尺侧腕屈肌腱的桡侧缘。

艾灸神门

内关

　　在前臂前侧，握拳，在显露的两肌腱之间，腕掌侧远端横纹上2寸处取穴。

2寸

艾灸内关

艾灸三阴交

三阴交

　　在小腿内侧，足内踝尖上3寸。四指并拢，小指紧贴内踝尖上，食指上缘与胫骨后缘交点处。

涌泉

　　在足底，屈足卷趾时足心最凹陷处。

艾灸涌泉

痛经 ·········· 祸起寒湿，要让身体暖起来

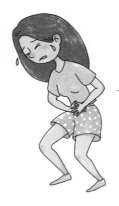

每个月那几天特别难熬，疼得厉害，怕冷!

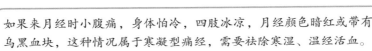

如果来月经时小腹痛，身体怕冷，四肢冰凉，月经颜色暗红或带有乌黑血块，这种情况属于寒凝型痛经，需要祛除寒湿、温经活血。

治疗痛经的中成药比较多，如少腹逐瘀胶囊、丹莪妇康煎膏、痛经宝颗粒及定坤丹等，需在医生辨证之后进行服用，切忌自行服用，以免药不对症，反而加重病情。

名称	主要成分	功效	症状
少腹逐瘀胶囊	当归、蒲黄、五灵脂（醋炒）、赤芍、小茴香（盐炒）、延胡索（醋制）、没药（炒）、川芎、肉桂、炮姜	温经活血、散寒止痛	经期小腹冷痛、得温则减，经色紫暗、有血块，或伴不孕
丹莪妇康煎膏	紫丹参、莪术、竹叶柴胡、三七、赤芍、当归、三棱、香附、延胡索、甘草	活血化瘀、疏肝理气、调经止痛	经期小腹胀痛、有血块、可伴胁肋、乳房胀痛或情绪异常
痛经宝颗粒	红花、当归、肉桂、三棱、莪术、丹参、五灵脂、木香、延胡索（醋制）	温经化瘀、理气止痛	经期小腹疼痛或胀痛，腹部发凉、得温则疼痛缓解，有血块
定坤丹	熟地黄、当归、白芍、阿胶、红参、白术、鹿茸、鹿角霜、枸杞子、西红花、鸡血藤、三七、川芎、茺蔚子、香附、延胡索、黄芩	滋补气血、调经舒郁	经期小腹疼痛，喜温喜按，可伴月经错后、有血块、疲乏无力、面色姜黄，或伴乳房胀痛、情志不畅

对于寒凝型的痛经，建议每个月来月经前两天和月经期间，每天做一碗姜汁薏苡仁粥，以祛除寒湿、温经活血：

姜汁薏苡仁粥

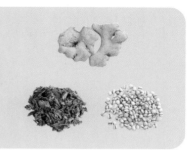

材料 干姜10克，艾叶10克，薏苡仁30克，粳米40克。

做法 干姜、艾叶水煎取汁。将薏苡仁、粳米加水煮至八成熟，入姜、艾汁同煮至熟。

功效 温经、化瘀、散寒、除湿及润肤功效。适用于寒湿凝滞型痛经。

在人体的腹部有三个重要的穴位——神阙、气海、关元。同时刺激这三个穴位，能起到温经活血、散寒止痛的作用。

方法是：将双手搓热，叠放在神阙穴（也就是肚脐）上，以肚脐为圆心、顺时针从内向外画圈按揉按摩腹部，每次按摩100圈，以小腹有温热感为度。

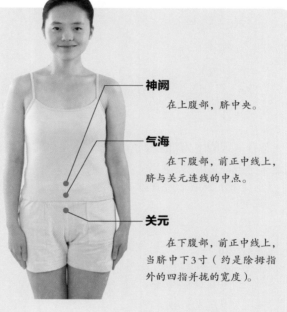

神阙
在上腹部，脐中央。

气海
在下腹部，前正中线上，脐与关元连线的中点。

关元
在下腹部，前正中线上，当脐中下3寸（约是除拇指外的四指并拢的宽度）。

痛经比较严重的女性，可以在平时艾灸上面这几个穴位：将艾条点燃，在距离皮肤2~3厘米处，来回艾灸神阙至关元10~15分钟。注意，来月经前5天及月经期间不要艾灸。

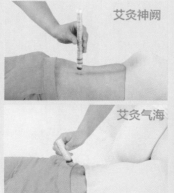

艾灸神阙

艾灸气海

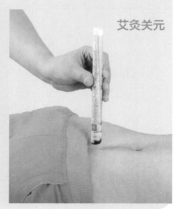

艾灸关元

而对于湿热型痛经，平时小腹痛，经前疼痛加剧，带下量多色黄者，则可以通过按摩中极、阴陵泉、三阴交、太白来达到缓解的效果。可在痛经出现前1~2天开始按摩，持续至痛经缓解后1日止。按摩方法是：用手指指腹按揉各穴位3~5分钟，力度以感觉酸胀为宜。

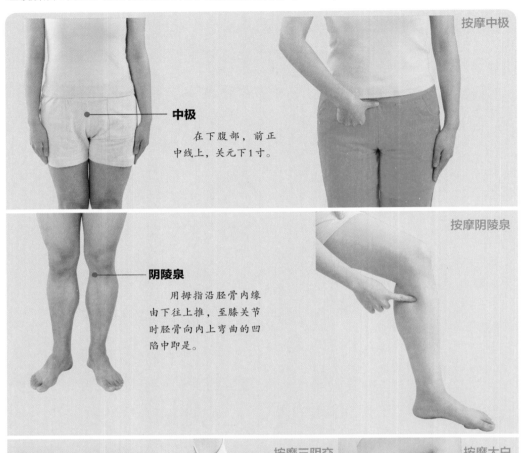

按摩中极

中极

　　在下腹部，前正中线上，关元下1寸。

按摩阴陵泉

阴陵泉

　　用拇指沿胫骨内缘由下往上推，至膝关节时胫骨向内上弯曲的凹陷中即是。

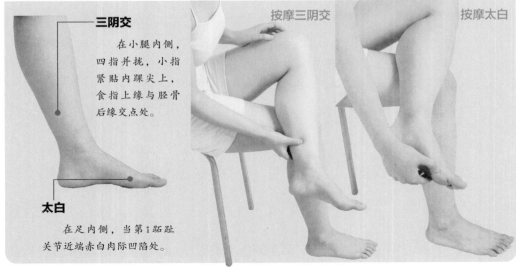

三阴交

　　在小腿内侧，四指并拢，小指紧贴内踝尖上，食指上缘与胫骨后缘交点处。

按摩三阴交

按摩太白

太白

　　在足内侧，当第1跖趾关节近端赤白肉际凹陷处。

月经不调

调理肝脾，让"老朋友"变正常

我有宫寒、月经不调，请问可以吃乌鸡白凤丸或者八珍益母丸之类的中药吗？

很多人都认为月经不调的原因是"宫寒"，实际上，引起月经不调的一个很重要的原因是脾胃功能失调，致水湿失运，蕴结于冲任经脉，扰动血室。如脾胃虚弱，痰湿蕴结，阻滞胞脉，可使月经延后；湿蕴化热，下注胞宫，可使月经先期或经期延长；脾虚肝郁，冲任失调，可导致经期不准，潮无定时。

可见，月经不调的原因比较复杂，首先要明确病因，才能有效对症治疗。

乌鸡白凤丸、加味逍遥丸、固经丸、千金止带丸、七制香附丸等中成药可以治疗月经不调，但需在医生指导下使用，切忌自行盲目用药。

名称	主要成分	功效
乌鸡白凤丸	乌鸡(去毛、爪、肠)、鹿角胶、醋鳖甲、煅牡蛎、桑螵蛸、人参、黄芪、当归、白芍、醋香附、天冬、甘草、地黄、熟地黄、川芎、银柴胡、丹参、山药、芡实(炒)、鹿角霜	补气养血、调经止带。用于气血两虚，身体瘦弱，腰膝酸软，月经不调，带下
加味逍遥丸	柴胡、当归、白芍、白术（麸炒）、茯苓、甘草、牡丹皮、栀子（姜炙）、薄荷、生姜	疏肝清热、健脾养血，用于肝郁血虚、肝脾不和，两胁胀痛，头晕目眩，倦意食少，月经不调，脐腹胀痛
七制香附丸	醋香附、地黄、茯苓、当归、熟地黄、川芎、炒白术、白芍、益母草、艾叶(炭)、黄芩、酒萸肉、天冬、阿胶、炒酸枣仁、砂仁、醋延胡索、艾叶、粳米、盐小茴香、人参、甘草	疏肝理气，养血调经。用于气滞血虚所致的痛经、月经量少、闭经

食疗方

一些中药已证实有很好的调经作用，月经不调的女性可以根据自身的体质和症状，在两次月经之间选择下列食疗方自制成汤水，以帮助调经。

益母草红枣汤

材料 益母草30克，红枣10颗，红糖20克。

做法 1.将益母草、红枣分别放于两个碗中，各加水浸泡半小时。

2.将泡过的益母草倒入砂锅中，大火煮沸，改小火煮半小时，用双层纱布过滤，约得200毫升药液，为头煎；药渣加500毫升水，煎法同前，得200毫升药液，为二煎。

3.合并两次药液，倒入锅中，加红枣煮沸，再加入红糖煮至溶化即可。

功效 温经散寒，调经，补气血。

当归生姜羊肉汤

材料 羊肉500克，当归5克，生姜50克。

做法 羊肉洗净切片，和当归、生姜共入锅加清水，大火煮开后改小火煮至羊肉熟烂，加盐调味即成。

功效 温中、散寒、补虚、调经。

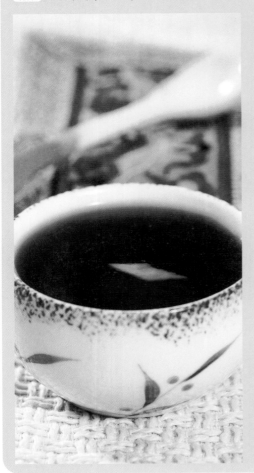

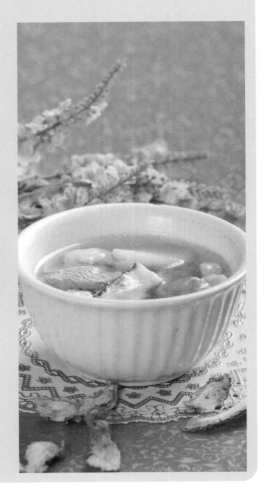

赤小豆薏苡仁茶

材料 芡实、薏苡仁、赤小豆各10克，马齿苋、淡竹叶各5克，绿茶3克。

做法 1.将芡实、薏苡仁、赤小豆洗净后，加清水浸泡2小时。

2.将浸泡好的芡实、薏苡仁、赤小豆放入砂锅中，加适量水，大火煮开后加马齿苋、淡竹叶，小火煎煮30分钟，关火取药汁。

3.药汁晾至85℃左右，用来冲泡绿茶。代茶饮用，每日1剂。

功效 清热祛湿、健脾益肾，适合湿热下注型月经不调，症见月经量多、痛经，带下量多、色黄或夹血丝、小便短黄等。

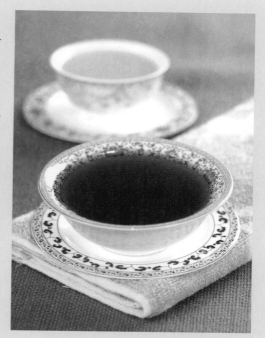

   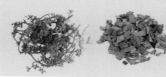

泡脚方

当归白芍泡脚方

材料 当归、白芍各10克，茯苓5克，白术6克，甘草3克。

泡法 1.上述药物放入锅中，加入1升水，大火煮沸后转小火煎煮20分钟，取药汁。

2.将药汁倒入盆中，兑入适量温水用来泡脚。每天1次，每次15~20分钟，连续泡5~7天。

功效 补气养血，健脾益气。适用于月经先期者，同时月经量多，颜色淡，伴有精神疲乏、身体倦怠、心悸气短等症。

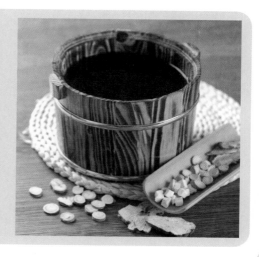

当归川芎泡脚方

材料 当归、川芎、白芍、生地黄各10克。

泡法 1.上述药物放入锅中，加入1升水浸泡10分钟，大火煮沸后转小火煎20分钟，取药汁。
2.将药汁倒入盆中，加温水使水量淹没小腿，然后泡脚。每天1次，每次15~20分钟，1剂可用2次，连续泡5~7天。

功效 补气活血，健脾益气。适用于血虚导致的经期延后、月经色淡红、质稀，量少，伴有小腹隐隐作痛者。

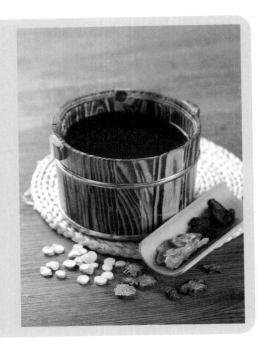

艾灸、按摩方

艾灸足三里、三阴交：取舒适的体位，将艾条点燃，在距离皮肤2~3厘米处，对着穴位艾灸，每个穴位10分钟左右，以皮肤发红发热但无明显灼痛感为度。

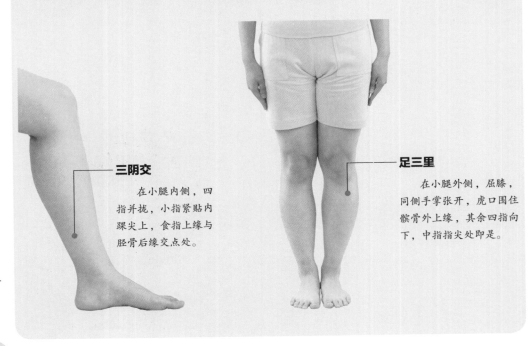

三阴交
在小腿内侧，四指并拢，小指紧贴内踝尖上，食指上缘与胫骨后缘交点处。

足三里
在小腿外侧，屈膝，同侧手掌张开，虎口围住髌骨外上缘，其余四指向下，中指指尖处即是。

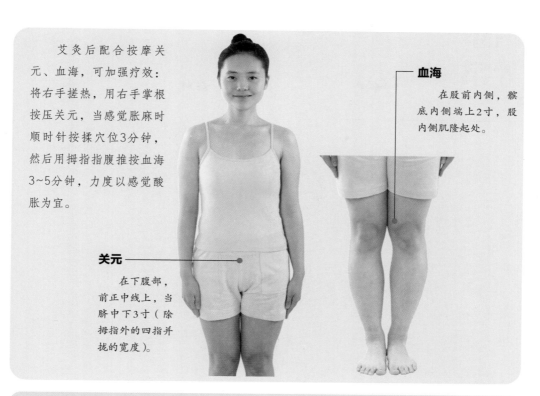

艾灸后配合按摩关元、血海，可加强疗效：将右手搓热，用右手掌根按压关元，当感觉胀麻时顺时针按揉穴位3分钟，然后用拇指指腹推按血海3~5分钟，力度以感觉酸胀为宜。

血海

在股前内侧，髌底内侧端上2寸，股内侧肌隆起处。

关元

在下腹部，前正中线上，当脐中下3寸（除拇指外的四指并拢的宽度）。

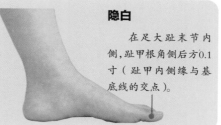

如果月经量多，每天用的卫生巾有5片以上湿透，除按摩关元、血海外，可以加按隐白：用拇指指尖按压穴位，力度由轻渐重，以感觉酸胀感为宜，然后再由重渐轻，如此反复按压3~5分钟，有补脾理血的作用，能帮助改善月经量过多的情况。

隐白

在足大趾末节内侧，趾甲根角侧后方0.1寸（趾甲内侧缘与基底线的交点）。

体内有湿热的人，平时可以多吃冬瓜、丝瓜、莲藕、百合之类清热滋阴的食物，经前和经期少食生冷、辛辣刺激性食物，可适当多喝热水。尤其是月经期间，避免过度摄入肉类，不要饮酒，避免高盐饮食，食盐摄入每日不应超过6克，不要摄入过多糖类和饮用过量含糖饮料。

● 长期月经不调可导致贫血、长色斑等，还可以引发多种妇科疾病。因此，女性朋友若发现自己月经不调，应及时就诊治疗。
● 情绪不佳、经常熬夜、过度劳累等均可引起内分泌紊乱，导致月经失调，所以月经不调的朋友应保持良好的心态和规律的日常生活。

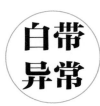

白带异常

除湿止带，重回清爽与舒适

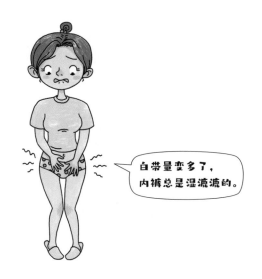

> 白带量变多了，内裤总是湿漉漉的。

听说有句俗话叫"十女九带"，就是说女性大多有白带方面的问题，那么怎么知道自己是否有白带异常？

判断是否是正常白带，要从色、质、量、味四个方面来观察。

	颜色	气味	质地	量
健康白带	无色透明或乳白色	无味或微微的腥味	白带是像蛋清一样的糊状，不特别黏稠，也不特别稀，经期前后会变得稍微有些黏	有时多一点，有时少一点，但不会明显感觉有流出
白带异常	颜色发黄，或变红、变灰	气味明显，严重的可出现腥臭味、血腥味、恶臭味	质地特别黏稠，或是豆腐渣样、稀水样、像果冻一样的胶状、泡沫状等	明显感觉到有液体流出，内裤总是很潮湿

无论是外感寒湿毒邪，还是因饮食不当或压力过大损伤脾胃，导致湿从内生，湿浊下注，损伤带脉，而成带下病。白带量多而质稀者，为寒湿；带下色黄黏稠者，为湿热；白带有血、质黏如脓样且臭秽者为湿毒。

如果湿已化热，白带变得发黄黏稠，或者腥臭，下面痒，同时还有腹胀、口苦咽干、小便短黄等，则需要清热利湿。可在医生指导下服用花红片、白带丸、妇科千金片等结合中药洗剂、栓剂等治疗。

名称	主要成分	功效
花红片	一点红、白花蛇舌草、菥蓂、地桃花、白背叶根、鸡血藤、桃金娘根	清热解毒、燥湿止带、祛瘀止痛。用于湿热瘀滞所致的带下量多、色黄质稠、小腹隐痛、腰骶酸痛、经行腹痛
白带丸	黄柏(酒炒)、椿皮、白芍、当归、醋香附	清热、除湿、止带。用于湿热下注所致的带下病，症见带下量多、色黄、有味
妇科千金片	千斤拔、金樱根、穿心莲、功劳木、单面针、当归、鸡血藤、党参	清热除湿，益气化瘀。适用于湿热瘀阻所致的带下病，腹痛，症见带下量多、色黄质稠、臭秽，小腹疼痛，腰骶酸痛，神疲乏力

祛湿热、治带下，还可选气海、足三里、脾俞进行按摩。

按摩方法

先将右掌心紧贴于气海的位置，由轻渐重按压，感觉酸胀时沿顺时针方向，分小圈、中圈、大圈分别按摩100次，然后再用左掌心沿逆时针方向，分小圈、中圈、大圈分别按摩100次。接着用双手中指的指腹垂直用力按压足三里，当感觉麻痛或酸痛时，持续按压1分钟，然后放松5秒，接着再按压，重复10次。按摩脾俞穴时，可双手握拳，放在背后，用食指关节按压穴位，力度由轻渐重，当感觉麻痛时，持续按压1分钟，然后放松5秒钟，接着再按压，重复10次。

因为脾俞在背部，也可以请家人帮忙按摩：按摩时取舒适体位，让家人将两手拇指指腹放在穴位上，逐渐用力下压，当感觉酸胀或麻痛时，继续按揉3~5分钟。接着来回摩擦穴位，使局部有热感并向内渗透，以皮肤潮红为度。

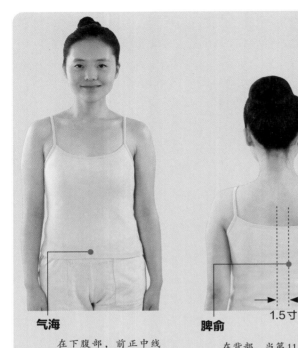

足三里

　　在小腿外侧，屈膝，同侧手掌张开，虎口围住髌骨外上缘，其余四指向下，中指指尖处即是。

气海

　　在下腹部，前正中线上，当脐中下1.5寸（食指、中指并拢的宽度）。

脾俞

　　在背部，当第11胸椎棘突（两肩胛骨下角与两髂嵴最高点连线的中点，向下数1个棘突）下，旁开1.5寸。

1.5寸

　　如果仅仅是白带量多，颜色、气味、质地没有发生改变，说明其原因是脾胃虚弱，没有足够动力运化水湿，造成水湿内停。这时湿浊尚未化热，及时进行健脾化湿可使白带很快恢复正常，推荐一个食疗方——白扁豆山药汤。

白扁豆山药汤

材料 白扁豆、山药各24克，苍术12克，白术24克，车前子18克。

泡法 将上述材料一起放入砂锅中，加入500毫升左右的水，小火煎煮30分钟左右，去渣取汁服用。每日1剂，7天为一个疗程。

功效 白扁豆暖脾除湿，山药健脾益气，苍术健脾燥湿，白术健脾益气、燥湿利水，车前子利水除湿，合用可健脾除湿，改善脾虚湿盛引起的白带量多、倦怠乏力。

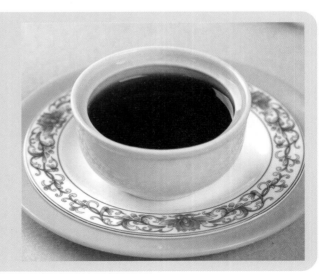

此外，祛湿邪、养脾胃，治疗白带异常，可长期按摩关元、带脉、命门和三阴交4个穴位。

按摩方法

先用拇指分别按揉关元、带脉各3~5分钟，力度以感觉酸胀为宜；然后用双手手掌从关元斜向上擦至带脉，直至发热，再用拇指按压命门2分钟；最后，用拇指按压双腿的三阴交3~5分钟，力度以感觉酸胀为宜。每日1次，直至白带异常的状况得到改善。

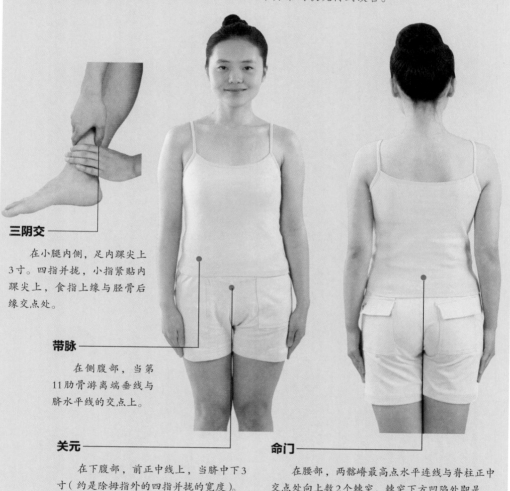

三阴交

在小腿内侧，足内踝尖上3寸。四指并拢，小指紧贴内踝尖上，食指上缘与胫骨后缘交点处。

带脉

在侧腹部，当第11肋骨游离端垂线与脐水平线的交点上。

关元

在下腹部，前正中线上，当脐中下3寸（约是除拇指外的四指并拢的宽度）。

命门

在腰部，两髂嵴最高点水平连线与脊柱正中交点处向上数2个棘突，棘突下方凹陷处即是。

白带是女性健康的"晴雨表"，除了阴道炎，宫颈炎、子宫内膜炎、盆腔炎、盆腔积液、生殖系统肿瘤等都可出现阴道异常排液。所以女性朋友发现白带异常时，切不可掉以轻心，要及时找医生诊治，以免影响健康。

慢性盆腔炎

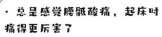

祛湿化瘀，让气血"动"起来

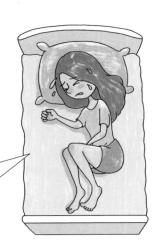

- 总是感觉腰骶酸痛，起床时痛得更厉害了
- 小肚子有点胀，全身没力气
- 白带量多，偏黄

人体水湿的代谢需要气的推动，而瘀血阻滞可致气机不畅，使水湿停聚，形成湿瘀交阻的情况。女性的胞宫被湿邪、瘀血"堵"住了，就会出现腰腹疼痛，月经、白带也会出现异常。所以，慢性盆腔炎的调养，需要祛除湿邪、活血化瘀，让气血流通起来。中医的艾灸和推拿，都是除湿化瘀的有效方法。

特效穴位：关元 + 中极

可以用艾条艾灸腹部的关元和中极：将艾条点燃，在距离皮肤2~3厘米处，对着穴位艾灸10分钟左右，以感觉皮肤发红发热但无明显灼痛感为宜。每周1~2次。

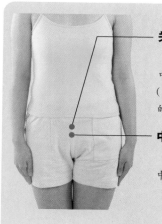

关元

在下腹部，前正中线上，当脐中下3寸（除拇指外的四指并拢的宽度）。

中极

在下腹部，前正中线上，关元下1寸。

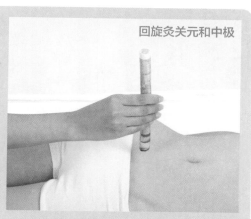

回旋灸关元和中极

| **关元穴** 温补阳气、健脾化湿 | + | **中极穴** 活血化瘀 | → | 祛湿化瘀、调和气血、疏通经络 |

关元和中极挨得比较近，在艾灸间隔期间，可用热水袋或电暖宝热敷这两个穴位，也有祛湿化瘀、改善盆腔炎症状的作用。热敷的时候要注意温度，以感觉温热而不烫为宜。

也可以用按摩的方法刺激这两个穴位：先将双手搓热，交叠覆盖住关元和中极，5秒后再用掌心从上而下搓揉穴位10分钟左右。搓揉时要注意力度，以感觉酸胀耐受为宜。

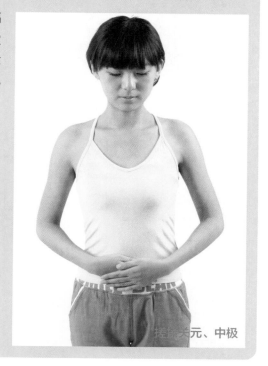

搓揉关元、中极

如果是急性盆腔炎，出现下腹疼痛且发热、白带增多或腹胀、恶心呕吐等症状，一定要及时就医，控制炎症，以防病情加重。

患慢性盆腔炎的女性平时应忌食辛辣刺激性食物，如辣椒、酒、浓茶等。经常服用具有活血化瘀作用的药茶，有助于消除炎症，缓解腹胀腹痛等不适：

桃仁茶

材料 桃仁10克。

泡法 将桃仁洗净，去皮、尖，碾碎后装入纱布袋，放入保温杯中，冲入250毫升沸水，加盖闷30分钟即可。每日1剂，早、晚各冲饮1次。

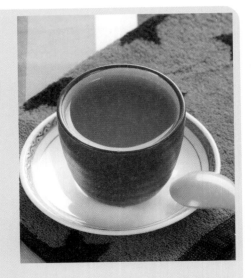

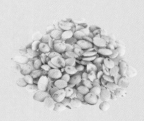

桃仁活血化瘀、理气止痛，用它来泡茶喝，对慢性盆腔炎引起的下腹部、腰骶部疼痛有缓解作用。平时也可以用桃仁加大米煮粥，也有一定的食疗作用。

青皮红花茶

材料 青皮10克，红花10克。

泡法 青皮洗净，晾干后切成丝，与红花一起放入砂锅中，加水浸泡30分钟后，再用小火煎煮30分钟，滤取药汁即可。每日1剂，分两次服用。

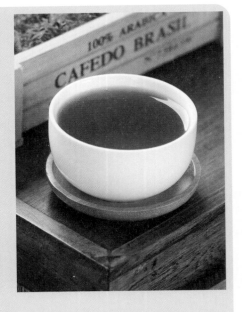

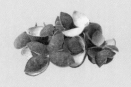 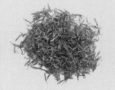

青皮行气破结，配以活血通经、散瘀止痛的红花一起泡茶，能帮助慢性盆腔炎患者改善月经量少、下腹部及小腹两侧疼痛等症状。

尿路感染

健脾肾、清湿热，加强膀胱气化功能

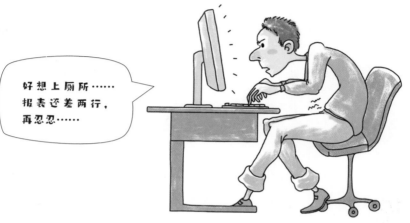

好想上厕所……
报表还差两行，
再忍忍……

憋尿对我来说是家常便饭，打游戏不能掉线，要不会被队友骂惨；追剧追到关键情节，舍不得上厕所……时间一长都习惯了。

憋尿是种危险的行为。尿液属于代谢产生的废弃物，它本身属于水湿，郁积久了就成了湿热。湿热蕴结于膀胱，可导致膀胱炎症，出现尿频、尿急、尿痛、尿不干净等问题。

肾主水，掌管津液下行的通道，因此如肾气受损无力控制水液，兼有膀胱湿热内蕴，就会出现小便频急、尿道涩痛等尿路感染的症状。患有尿路感染的朋友，除了积极治疗控制炎症，还可以自制药茶经常饮用，方便且有效。

白花木通茶

材料 白花蛇舌草40克，木通10克。

泡法 将蛇舌草和木通研碎，一同放入保温杯中，冲入200毫升沸水，加盖闷泡15分钟即可。代茶饮。每日1剂，可多次冲泡。

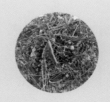

"热者寒之"，白花蛇舌草和木通不仅性质寒凉，能清热凉血，而且有利湿通淋，改善尿痛、尿不尽等症状的作用。

白茅根凤尾草茶

材料 凤尾草、白茅根各15克,蜂蜜适量。

泡法 1.将凤尾草和白茅根都切成1厘米左右的段。

2.将材料一起放入保温杯中,加入200毫升沸水冲泡,加盖闷30分钟,滤取茶汁加适量蜂蜜即可。每日1剂,睡前一次服完。

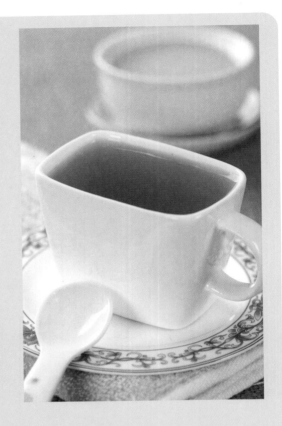

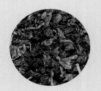
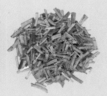

凤尾草清热解毒、利尿止血,白茅根清热利尿,搭配泡茶,可利水通淋、清热解毒,对膀胱炎引起的尿频、尿急、尿痛有改善作用。

患有膀胱炎的朋友需要清淡饮食,远离辛辣刺激、肥甘厚味的食物。注意多喝水,每天的饮水量尽量不要少于2升,以增加尿量,及时排尿,促进湿热邪气的排出。

特效穴位:命门＋气海＋关元＋膀胱俞

　　我们人体就自带补脾益肾"良药"——关元、气海、命门,可经常用手指指腹按揉腹部的关元、气海,每个穴位3~5分钟,力度以感觉酸胀为宜;然后用一手拇指指腹按压背部的命门3~5分钟,力度由轻渐重,以感觉酸胀为宜。

　　将双手放在腰骶部,用拇指按压骶部两侧的膀胱俞,力度由轻渐重,当感觉酸胀时继续按揉穴位3~5分钟。

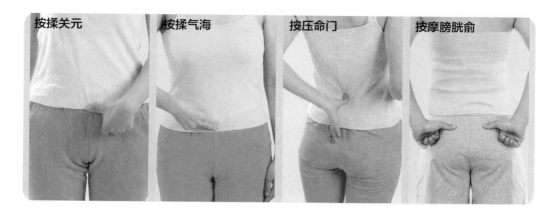

按揉关元　　　　　按揉气海　　　　　按压命门　　　　　按摩膀胱俞

气海

在下腹部，前正中线上，当脐中下1.5寸，脐中与关元连线的中点。

命门

在腰部，两髂嵴最高点水平连线与脊柱正中交点处向上数2个棘突，棘突下方凹陷处即是。

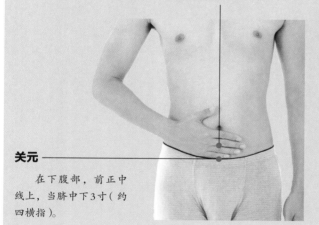

关元

在下腹部，前正中线上，当脐中下3寸（约四横指）。

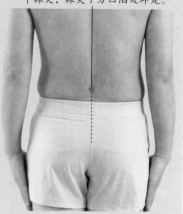

家里有刮痧板的，也可以请家人帮忙刮痧：在膀胱俞的部位涂抹刮痧油，然后用刮痧板的边角从上至下刮膀胱俞，力度稍重，直至出痧。刮痧能使皮肤毛孔张开，促使膀胱部位的湿热邪气从穴位处排出，同时还能刺激穴位，增强膀胱的气化功能。

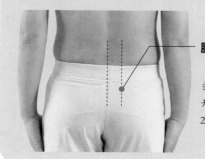

膀胱俞

在骶部，当骶正中嵴旁开1.5寸，平第2骶后孔。

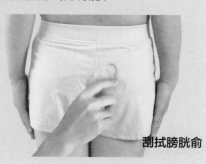

刮拭膀胱俞

前列腺炎

除湿热、健脾肾，两手都要抓

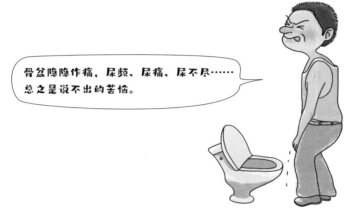

骨盆隐隐作痛，尿频、尿痛、尿不尽……总之是说不出的苦恼。

前列腺炎的发生，跟湿热蕴结于肾、膀胱，使其蒸腾气化失常有关。中医认为，慢性前列腺炎多是由于败精、浊瘀、湿热下注于精室，湿热胶着，因而病情反复发作，是一种很难缠的疾病。

　　慢性前列腺炎的症状很容易让人产生焦虑、抑郁等情绪，影响到患者的工作、生活和身心健康，因此患者首先要放松心情，放慢生活节奏，服用疏肝理气、益肾健脾的药物治疗，还可以根据自己的情况，选1~2种按摩方法，每天坚持自我按摩，以改善脾肾功能，增强身体的排湿能力，预防炎症反复发作。

擦大腿

　　坐在凳子上，将左手掌根放在右腿大腿内侧，自下而上擦大腿2分钟，直至感觉发热，然后用同样方法擦左腿大腿内侧。每日1次。

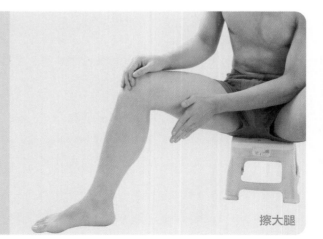

擦大腿

按摩前列腺及子宫反射区

　　坐在床上，将右手除拇指外的四指放在左脚外踝上，拇指放在左脚内踝前列腺及子宫反射区，然后从足跟向足尖方向推擦前列腺及子宫反射区5~10分钟，力度以感觉胀麻为宜。用同样方法按摩右脚前列腺及子宫反射区。每日1次。

前列腺及子宫反射区

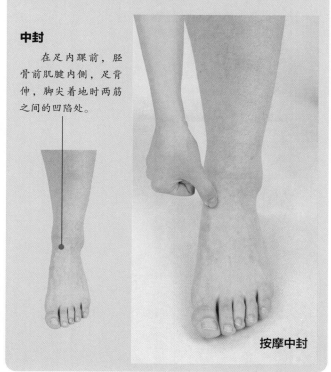

按揉会阳

　　用食指指腹按揉两侧会阳穴3~5分钟，以感觉酸胀为度。每日1次。

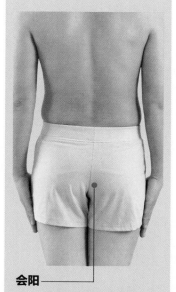

会阳

　　在臀部，尾骨下端旁边软陷处。

按摩中封

　　用拇指指腹按压两侧中封穴，先向下按压至感觉酸胀，然后向前略推按，以此力度反复推按3~5分钟。每日1次。

中封

　　在足内踝前，胫骨前肌腱内侧，足背伸，脚尖着地时两筋之间的凹陷处。

按摩中封

腿肿 ——————— 健脾祛湿，轻松告别水肿

我发现最近半年下班后小腿总是比早上粗了一圈。我怕是肾不好，或者有糖尿病了，但去医院检查，该做的项目都做了，一切正常。

如果检查没有发现其他的疾病，很有可能是脾虚湿盛导致的水肿。

每天坐办公室的上班族，由于久坐不动，气血受阻，水湿容易聚集在下半身，造成下肢水肿。这种情况，可以多吃些利湿消肿的食物，如冬瓜皮茶、赤小豆茶等。

冬瓜皮茶

材料 冬瓜皮20克，蜂蜜适量。

泡法 将冬瓜皮洗净切细，放入保温杯中，加入200毫升沸水，加盖闷泡15分钟，去渣，调入适量蜂蜜即可。每日1剂，早、晚各冲饮1次。

冬瓜皮能利湿热、消肿满，用来泡茶可以去除体内过多的水湿，起到消除水肿的作用。

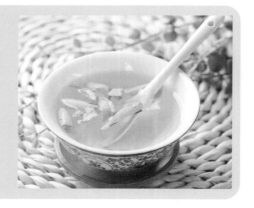

冬瓜皮性质有点偏凉，如果有手脚冰凉的情况，可以在茶里加点儿生姜，生姜能健脾燥湿，也能中和冬瓜皮的凉性，使茶的性质变得平和。

赤小豆茶

材料 赤小豆20克。

泡法 将赤小豆炒焦后研碎，装入纱布袋，放入保温杯中，加入250毫升沸水，闷泡20分钟即可。

赤小豆利水消肿，用来做茶饮，可改善水肿胀满的问题。

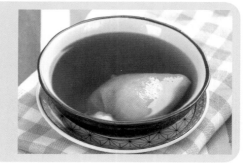

睡前泡脚是减轻小腿浮肿、消除疲劳的有效方法。如果觉得手脚冰凉，一吃凉的东西就容易拉肚子，平时大便也比较稀，可以在泡脚水中加点儿生姜或艾叶。

如果有火，比如口气大、长溃疡、大便干结，那就什么都别加，每周泡脚的次数也要减少，一周泡3次左右，每次泡完脚记得补充水分。

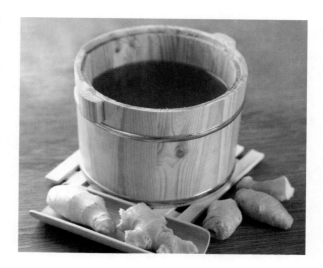

水温的刺激可以促进腿部的血液循环，对排湿、改善水肿都有帮助。泡完脚后，再按一按足三里。

方法是：先用食指指腹点按足三里穴2分钟，力度由轻渐重，点按的频率为每秒按1次；再顺时针按揉2分钟，以感觉酸胀为宜。

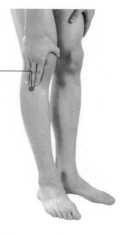

足三里

在小腿外侧，屈膝，同侧手掌张开，虎口围住髌骨外上缘，其余四指向下，中指指尖处即是。

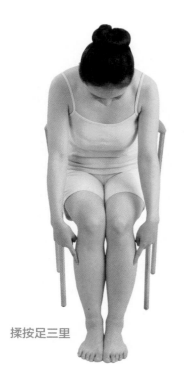

揉按足三里

久坐可能导致腰椎间盘突出等脊柱疾病。另外，久坐之后，血液循环会减慢，就容易形成血栓，尤其是下肢的深静脉血栓。所以上班族切不可长时间坐着，一定要提醒自己定时站起来活动一下。

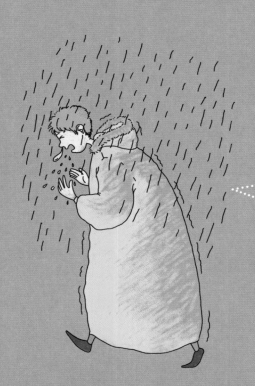

大雨时行，湿气乃用。

——《黄帝内经·素问》

第三章

日常"除湿"的小妙招

一旦招惹上"湿"，就很难摆脱它，真是难缠啊！

虽然难，但只要我们根据自己的实际情况做好防护,完全可以无"湿"一身轻。

平时这样吃，助力脾胃祛内湿

痰湿体质的人要"粗"着吃"细"着活

体质自检站：你是"痰湿人"吗？

问题	没有	很少	有时	经常	总是
1. 身形肥胖，腹部肥满松软					
2. 感到身体沉重、不轻松，汗多					
3. 胸部闷闷的，或者感觉腹部胀满					
4. 面部尤其是额头的油脂分泌多					
5. 上眼睑浮肿或轻微隆起					
6. 嘴里有黏黏的感觉					
7. 平时痰多，总感觉喉咙里有痰堵着					
8. 平时喜欢吃肉，爱吃甜食					
9. 舌苔厚腻					

如果你的答案里，超过6项是"没有"或"很少"，说明你没有向"痰湿人"方向发展；超过6项是"有时"，表明有痰湿倾向；超过6项是"经常"或"总是"，你需要注意了，你很可能是痰湿体质。

我们喝进去的水，吃进去的食物，经过消化吸收后形成尿液、汗液、粪便等，如果排不出去或排出不够，就成了痰湿。

相比其他人，痰湿体质的人更容易被冠心病、脑血管疾病，以及高血压病、高脂血症、糖尿病、痛风、脂肪肝等代谢性疾病盯上。

脾胃是生痰湿的源头，所以改善痰湿体质，重点是把脾胃保护好：

✓ **吃粗粮**
玉米、小米、红米、紫米、高粱、大麦、燕麦、荞麦、薏苡仁等。

✓ **吃豆类**
黄豆、绿豆、赤小豆、黑豆、芸豆、蚕豆等。

✓ **吃粗纤维蔬菜**
红薯、土豆、山药、芹菜、韭菜、黑木耳、白萝卜等。

✓ **好的进食习惯**
吃饭七分饱，不暴饮暴食，做到细嚼慢咽。

✓ **少吃太精细的食物**
平时粗茶淡饭，少吃加工食品，少吃偏甜、偏咸以及太油腻、辛辣刺激的食物。

注意，多吃粗、少吃细，不等于只吃粗、不吃细，最好是粗粮、细粮按照1:1的比例来搭配，也可以根据自己的情况来调节，比如肠胃功能比较弱的，可多放点儿细粮；喜欢口感糙一些的，可以多放点儿粗粮。下边是几款适合痰湿体质的人食用的食谱。

冬瓜老鸭汤

材料 老鸭肉500克，冬瓜500克，生姜1块，胡椒碎1汤匙，生姜1块，料酒2汤匙，小葱2根。

做法 1.将冬瓜洗净去瓜瓤，切小块；生姜切片；鸭肉洗净剁小块；小葱打成葱结备用。

2.起锅将鸭肉倒入锅中，再加入几块姜片，加入1汤匙的料酒，大火焯水后捞出鸭肉冲凉水，把表面的血沫冲洗干净，控干水分备用。

3.将鸭肉倒入砂锅中，加入姜片、葱姜、胡椒碎，然后倒入没过鸭肉2倍的清水，盖上锅盖，煮开后转小火煲1小时。

4. 倒入之前切好的冬瓜块，再煲15分钟后加盐调味即可食用。

功效 燥湿健脾，能排出人体内的湿气。

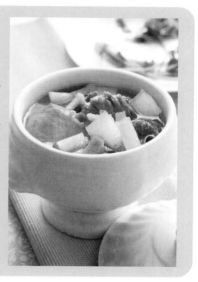

清蒸鲤鱼

材料 鲤鱼1尾（约800克），赤小豆50克，陈皮10克，草果6克，料酒、生姜、葱段、胡椒、食盐各适量。

做法 赤小豆提前浸泡一夜；将鲤鱼去鳞、鳃、内脏；将赤小豆、陈皮、草果填入鱼腹，放入盆内，加适量料酒、生姜、葱段、胡椒、食盐，上笼蒸熟即成。

功效 健脾除湿化痰，用于痰湿体质症见疲乏、食欲不振、腹胀腹泻、胸闷眩晕者。

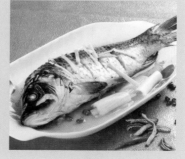

茯苓豆腐

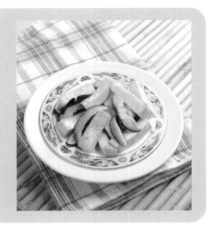

材料 茯苓粉20克，豆腐500克，香菇50克，盐适量。

做法 1.将茯苓粉与豆腐拌匀，用盐、料酒调味；香菇洗净切小片。

2.将香菇放入锅内炒至半熟，然后将豆腐放入锅中，加入适量水，调小火慢慢焖煮，最后加盐调味起锅食用。

功效 健脾化湿、消食减肥。

痰湿体质的人要养成良好的饮食习惯，饮食方面有以下禁忌。

⊗ 少吃酸性和甜的食物

中医认为"酸甘化阴"，阴指的是津液，痰湿体质的人本身津液代谢不畅，再吃一些酸性食物如醋、山楂等，有可能加重痰湿。另外，甜能生湿，还要少食各种含糖量高的饮料、甜品等含糖量高的食物。

⊗ 不适宜吃寒凉的食物

痰湿体质的人不宜大量食用西瓜、苦瓜等寒凉的食物。痰湿体质的人大多脾胃功能受限，吃寒凉的食物，可能进一步伤了脾胃。另外，绿茶偏寒凉，长期喝绿茶也容易助长体内的痰湿，可将绿茶替换成红茶、乌龙茶等性温或平的茶饮。

⊗ 少吃腻滞、生涩的食物

少吃腻滞的食物，比如肥肉、年糕、糯米；少吃生涩的东西，比如生鱼片；夏天不能贪凉而大量喝冷饮。另外，痰湿体质的人，脾胃运化能力弱，所以，一定要少食多餐，不要吃撑。

"粗着吃"说过了，那"细"着活又是怎么个活法儿？

　　所谓"细着活"，是说"痰湿人"在生活方面跟饮食相反，要"细"一些：

● **注意锻炼** 尽量选择低强度、长时间、不间断、有规律的运动项目，如散步、慢跑、游泳、瑜伽以及跳舞等，每次锻炼持续时间40分钟以上。坚持运动，让身体"动"起来，才能使身心得到真正的愉悦。

● **注意防湿** 阴雨天、气候湿冷时更应该仔细做好防寒、防湿，适当增加衣物、戴围巾、帽子，防寒湿入侵；夏天不贪凉，不长时间对着空调吹。

湿热体质的人要多吃"凉"少吃"热"

体质自检站：你的身体又湿又热吗？

问题	没有	很少	有时	经常	总是
1.面部有油腻感，或者鼻部总是油亮发光					
2.容易生痤疮或长疮疖					
3.容易口干口苦，或者口腔里有异味					
4.小便时尿道有灼热感，尿的颜色深					
5.大便黏滞不爽，总觉得排不干净					
6.白带量多，颜色发黄，有异味（限女性）					
7.阴囊部位潮湿（限男性）					
8.舌头发红，舌苔黄腻					

如果你的答案里，超过6项是"没有"或"很少"，说明你的身体里湿热少；超过6项是"有时"，表明湿热有增多的趋势；超过6项是"经常"或"总是"，你可能是湿热体质。

湿热体质的人，身体上的症状不仅有"湿"，而且还有"上火"的表现。这是因为水湿在体内停聚，日久化热，使身体里堆积了很多的毒素，再加上湿气重，抑制了火的排泄，所以湿热体质的人往往有各种炎症的表现。

> 注意，"凉"是指清热利湿的食物，不是温度低的食品。冰激凌、冰镇饮料、刚从冰箱里拿出来的食物虽然"凉"，但吃进身体里会损伤脾胃，导致身体里的湿气反而变得更重。

这里有一份湿热体质的人"专享"的饮食宜忌清单，请收藏。

✅ **"凉"**：清热利湿的食物和药物，例如薏苡仁、冬瓜、丝瓜、黄瓜、白菜、芹菜、空心菜、莲藕、绿豆、荸荠、芥蓝等，以及金银花、蒲公英、野菊花、黄芩、黄连、白茅根等。

❌ **"热"**：辛辣燥烈、刺激性的食物，以及甜食、烟酒，例如辣椒、狗肉、奶油、咸菜，以及荔枝、桂圆等含糖量高的温性水果。

辣椒是肯定不能吃了。那葱、姜、蒜、花椒之类，湿热体质的人能吃吗？

这些调味料也属于辛温之品，在下雨天湿气比较大时，做菜时可适当加一点儿，能健脾燥湿。但注意不要放太多，多了就容易"火上浇油"了。

湿热体质的人常常油光满面，容易长痤疮粉刺，还常感觉口干口渴、心烦、身体累。要想缓解这种情况，就需要祛除体内湿气。饮食方面有以下需要注意的地方。

饮食清淡，多吃甘寒、甘平的蔬菜水果，如空心菜、苋菜、芹菜、黄瓜、冬瓜、藕、西瓜等。应该选择吃一些荞麦、山药、薏苡仁、绿豆、白扁豆、赤小豆、绿豆、莲子等杂粮。

少食火锅、烹炸、烧烤等辛温助热的食物。

尽量避免辛辣燥烈、大热大补的食物，如辣椒、生姜、大葱、大蒜、韭菜等；狗肉、牛肉、羊肉、酒等温热食品和饮品，应尽量少食和少饮；少吃甜食，忌吃饴糖、石榴、大枣、柚子，限制食盐的摄入，否则会加重湿热。湿热之性酒最大，且酒能留湿，所以要少喝酒。

这里推荐一些对改善湿热体质比较有效的食谱，它们能健脾燥湿、生津止渴、清热降火，是湿热体质人不错的选择。

冬瓜荷叶汤

材料 冬瓜500克，鲜荷叶100克，盐适量。

做法 1. 将冬瓜削去皮，去瓤、子，切成块状。

2. 将鲜荷叶洗净，切成丝。

3. 两者同放入汤锅中，加水适量，先用大火，煮沸后改用小火，至冬瓜熟烂后用盐调味即成。

功效 冬瓜除湿利水，常吃可以消除体内湿气，而且冬瓜还有一定的清火作用；荷叶具有非常好的降火效果，两者结合起来效果更佳。此汤还是减肥人士和糖尿病患者的最佳食谱之一。

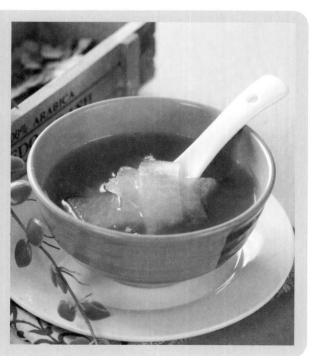

冬瓜排骨汤

材料 排骨800克，冬瓜500克，生姜4片，葱花5克，盐适量。

做法 1.将排骨洗净，斩段备用。

2.冬瓜去皮去瓤，切方块。

3.把排骨放入高压锅内，加冷水，水面没过排骨10厘米左右为宜。

4.将高压锅放在大火上烧开，小火压20分钟，闻到排骨香味时关火。

5.待高压锅排气后，将冬瓜块放入，此时撒入盐，放姜片。

6.中火煮至冬瓜软烂，装盘，撒上葱花即可。

功效 清湿热、利尿、消肿。

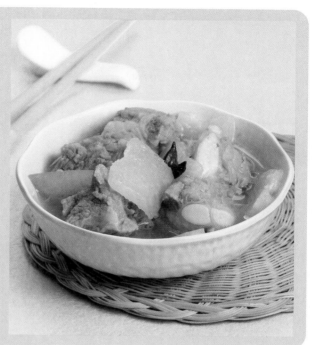

 生活上呢？ 是不是也要像"痰湿人"一样，跟饮食上相反？

不，湿热体质的人生活上要"凉"有"热"。

生活中的"凉"与"热"

◎ 居住环境要"凉"：湿热体质的人本身又湿又热，改善居住环境，使居处干燥通风、凉爽舒适，对改善体质是有帮助的。

◎ 心情要"凉"：湿热体质的人容易心情烦躁，睡眠质量差，所以合理安排好工作和生活，劳逸结合，舒缓焦躁的情绪，保持心境平和很重要。

◎ 运动要"热"：湿热体质的人适合做一些强度大、运动量大的训练，例如长跑、打篮球、打羽毛球、踢足球等，这些运动可消耗身体里多余的热量，避免湿热郁积，同时又通过大量出汗，达到清热除湿的目的。

◎ 皮肤要"热"：皮肤是湿热之邪排出的通路之一，湿热体质的人需要把皮肤的汗孔打开，让湿热之邪排出去。刮痧能让皮肤"热"起来，皮肤一"热"就容易"张开口"。

阳虚体质的人要多吃"热"少吃"凉"

体质自检站：你是"寒湿人"吗？

问题	没有	很少	有时	经常	总是
1.手脚发凉，冬天尤其明显					
2.大便稀溏，不成形					
3.胃部、背部或腰膝部怕冷					
4.比别人容易患感冒					
5.怕冷怕风，穿得比别人多					
6.比一般人耐受不了寒冷（冬天的寒冷，夏天的空调、电扇等）					
7.怕吃（喝）凉的东西					
8.吃（喝）凉的东西后容易腹泻					
9.舌体胖，舌色淡					

如果你的答案里，超过6项是"没有"或"很少"，说明你的身体里阳气足；超过6项是"有时"，表明阳气减少；超过6项是"经常"或"总是"，你可能是阳虚体质。

这个自检表不是自检寒湿吗？ 怎么又有"阳气减少"了？ 那我到底是阳虚还是寒湿呢？

其实，阳虚和寒湿是拆不开的"一对儿"，它们不会单独存在。我们都知道，太阳一出来，阴霾就散了。这个太阳就相当于身体里的阳气，身体里的阳气不够了，不能驱赶寒湿，寒湿就会趁机滞留在身体里"捣蛋"。

要想赶走寒湿，需要多吃"热"少吃"凉"，让身体暖起来。同样送给阳虚体质的人一份饮食宜忌"名单"：

> ✓ **"热"**：温阳散寒的食物，如牛肉、羊肉、葱、姜、韭菜、桂圆、荔枝等。
> ✗ **"凉"**：寒凉润下的食物，如西瓜、香瓜、山竹、苦瓜、荸荠、梨等；冰镇的饮料、食物，冰激凌等。

既然是阳气"虚"了，除了这些"热"性食物，再多吃点补品，效果更好吧。

注意，补阳要适度，切忌过量进补！热性食物大多有温补的作用，容易耗损津液，导致上火。补品更不可多吃，过食补品可能会影响消化，加重肝肾负担，反而对健康不利。

平时可以在吃性质温热的食物的同时，搭配一些清润滋阴的食物，以化解燥热，让进补变得平和一些，例如炖羊肉时加点儿白萝卜，温阳和滋阴两不误。也可以加一些健脾胃的食物，以增强脾胃功能，例如牛肉和山药或土豆的搭配就很不错。

羊肉枸杞汤

材料 羊肉 500 克，枸杞子 20 克，白萝卜 100 克，姜 2 片，葱 3 段，蒜 2 瓣，盐、味精、胡椒粉、料酒各适量。

做法 1.在冷水中放入羊肉，烧开煮 10 分钟，煮出血沫后，将血沫除去，捞出羊肉洗净；萝卜切块。
2.锅中放油烧热，倒入姜片、葱段、蒜瓣、羊肉煸炒。
3.加入料酒，炒熟透后转入砂锅中，加清水，大火烧沸，改小火煨炖至羊肉熟烂。
5.出锅前 10 分钟，加入萝卜块、枸杞子。
6.加入盐、味精、胡椒粉调味即可。

功效 羊肉性热、味甘，能温补气血、暖中祛寒，是适宜于冬季进补及补阳的佳品。吃羊肉时，可以搭配一些凉性蔬菜，如冬瓜、丝瓜、油菜、菠菜、白菜、金针菇、莲藕、笋等，既能利用羊肉的补益功效，又能消除羊肉的燥热之性。

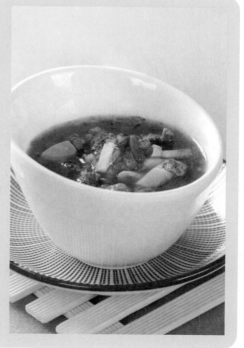

山药牛肉汤

材料 牛肉500克，山药100克，姜片、葱段、盐、料酒、食用油各适量。

做法 1.将牛肉切块，放入沸水中氽一下，捞出沥干水分；山药去皮洗净，切小块。

2.锅中加入适量油烧热，放入葱段和姜片爆香后，放入牛肉块、料酒和适量清水，大火煮沸后，加入山药同煮，煮至牛肉熟烂后，放入盐调味即可。

功效 健脾和胃、强筋壮骨，用于体虚乏力、虚寒怕冷等。

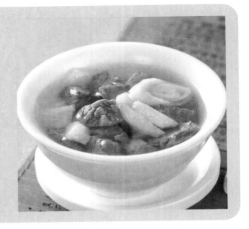

荔枝粥

材料 干荔枝5~7枚，粳米50克。

做法 干荔枝去壳，和粳米一同放入锅中，加适量水煮成稀粥即可。

功效 温阳益气、生津养血。

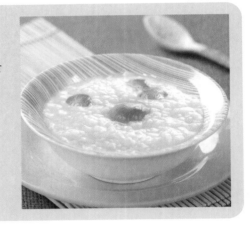

阳虚体质的人在生活上有什么注意的吗？

　　阳虚体质的人除了要多吃"热"少吃"凉"外，在日常生活中也要保持良好的生活习惯，注意保暖，适当运动。

◎ **不要熬夜**：经常熬夜会伤阳气，要保证充足的睡眠。

◎ **注意保暖**：尤其在换季时注意保暖，不要受凉，在春夏之际要注意补阳气，多晒太阳，以促进全身各系统的血液循环、。

◎ **适当运动**：适当运动能够增加肌肉的耐力，提高皮肤的防御能力，有助于身体抵抗力的提高，从而达到改善阳虚的目的。

薏苡仁煮粥炖汤，清湿热利肠胃

> 薏苡仁也叫"薏米"，是我国古老的药食两用的粮种之一，在药膳中运用广泛，与米一起煮粥，祛湿效果往往比一些药物还要好。

薏苡仁最简单的吃法就是煮粥。《本草纲目》记载薏苡仁粥"除湿热、利肠胃"。历代医家经常用薏苡仁粥来调理脾胃湿热、大便溏泄、小便短赤、水肿胀满等症。

薏苡仁粥

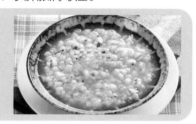

材料 薏苡仁、大米各50克，白糖适量。

做法 将薏苡仁、大米淘洗干净，一起放入锅中，加入适量清水煮至薏苡仁开花熟透，加适量白糖调味即可。

也可以将薏苡仁与同为祛湿良品的赤小豆配伍使用，祛湿作用更强。

薏米赤豆粥

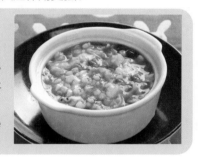

材料 薏苡仁、赤小豆、大米、糙米各50克，白糖适量。

做法 1.薏苡仁、赤小豆、糙米洗净，加少许清水浸泡2小时。

2.大米淘洗干净，与浸泡好的薏苡仁、赤小豆、糙米连同浸泡的水一起放入锅中。

3.加入适量水，大火煮沸后转中小火煮至薏苡仁、赤小豆熟透，加白糖调味即可。

身体湿热重，白带异常、小便赤黄、大便干硬的人群，还可以用薏苡仁加冬瓜炖汤喝。冬瓜以利水消肿著称，和薏苡仁搭配，清湿热的效果很好。

冬瓜薏米汤

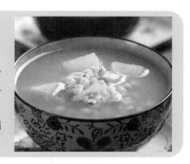

材料 薏苡仁50克，冬瓜150克，盐适量。

做法 1.薏苡仁洗净，用清水浸泡2~3小时；冬瓜洗净，切厚片。

2.将薏苡仁连同浸泡的水一起倒入锅中，加入适量的水，大火烧开后转小火煮熟至开花、汤稍微变白。

3.加入冬瓜片，大火烧开后转中小火煮至冬瓜熟软，加盐调味即可。

此外，经常上火、长溃疡的人群，也可以用薏苡仁搭配清热解毒的绿豆煮粥；湿热咳嗽的人群，可用薏苡仁煮猪肺，既能润肺止咳，又能健脾利湿……总之，会吃才有效。但薏苡仁性属寒凉，更适合湿热体质者，体质偏寒的人以及孕妇要慎用。

常吃赤小豆小米粥，除湿邪健脾胃

湿气重的人不能只顾祛湿而忘了健脾。"湿"的代谢和排出离不开脾，如果脾出了问题，全身的水液代谢就会受到影响。水湿在体内泛溢，很难排出去。

湿气有个特点，就是很黏腻，就像油倒进面里一样难以分离，这注定了祛湿是一场持久战，并不是吃几次祛湿粥，或者喝几杯祛湿茶，就立马见效果的。

不过我们可以给日常的小米粥加点儿"料"——赤小豆、薏苡仁、芡实和山药。赤小豆利水除湿，消肿解毒；薏苡仁清热利湿、健脾补肺；芡实健脾肾、除湿止泻；山药是健脾肾的能手，它们的加入可使小米粥兼具健脾和祛湿的功效，脾好了，也就有能力运化水湿了。

赤小豆薏米山药粥

材料 赤小豆、薏苡仁、芡实各50克，小米100克，山药100克，红糖适量。

做法 1.赤小豆、薏苡仁、芡实洗净，用清水浸泡2小时以上；山药洗净，切厚片。

2.将小米洗净，与浸泡好的赤小豆、薏苡仁、芡实一起放入锅中，加入适量清水，大火煮沸后转小火煮至赤小豆、薏苡仁、芡实开花。

3.加入山药片，大火烧开后转中小火煮至山药熟软，加入红糖调味即可。

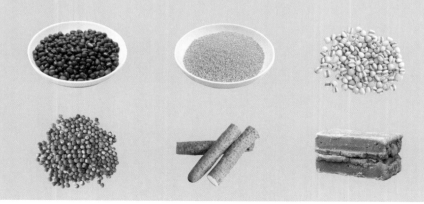

雨水多的日子，要喝三仁粥

我最烦下雨天，到处湿乎乎的，让人觉得很不舒服。

这是湿气侵扰的表现，可以喝三仁粥祛暑湿。

三仁粥

材料 白豆蔻、薏苡仁、杏仁各10克，大米50克。

做法 1. 将薏苡仁洗净，用少许清水浸泡5~6小时；大米淘洗干净。

2. 将所有材料一起放入锅中，加入适量清水，大火煮沸后转中小火煮至薏苡仁开花熟透、粥黏稠即可。

这道粥可以清湿热、除烦闷，很适合夏季天热雨多时食用。

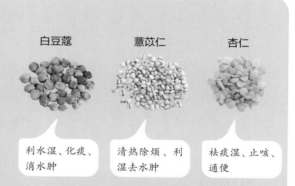

白豆蔻 — 利水湿、化痰、消水肿

薏苡仁 — 清热除烦、利湿去水肿

杏仁 — 祛痰湿、止咳、通便

所有人夏季都适合喝三仁粥吗？

湿热体质的人，喝三仁粥并不拘泥于季节。但阳虚体质的人本来就怕冷，再加上雨天湿邪入侵，光喝这个粥就不适合了，可以在里面加点儿生姜和党参。生姜辛温，能中和"三仁"的寒凉，还能燥湿，而党参健脾益气，它们的加入能使三仁粥的性质变得平和，既能祛脾湿，又能滋补身体。

脾虚的人，还可以在粥里加点儿健脾胃的山药，或者把大米换成小米，这样健脾胃、祛湿气两者都不耽误。

夏天吃冬瓜，消暑湿防水肿

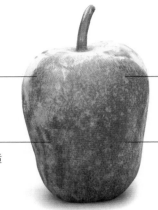

利小便，
改善暑天小便短赤发黄

减少脂肪堆积，
有利于减肥

清热解暑、利水湿，
缓解暑热、口干口渴等不适

粗纤维含量高，
可促进排便，
加快湿邪排出

冬瓜肉质细嫩，清爽可口，是夏季餐桌上的好食材。这里推荐几个既能清热消暑，又有助于减脂瘦身的健康食谱。

香菇冬瓜球

材料 干香菇七八朵，冬瓜300克，高汤500克，姜丝10克，盐适量，水淀粉、香油各少许。

做法 1.香菇用清水泡发，去蒂洗净，切成丝；冬瓜去皮去瓤，用小勺挖成圆球状待用。

2.锅置火上，放油烧热，下入姜丝煸出香味，放香菇丝煸炒数分钟后倒入高汤煮开，放入冬瓜球、盐，待冬瓜球变成晶莹的半透明状、汤汁变少时，用水淀粉勾芡，淋上少许香油即可。

冬瓜有清热利湿的作用，香菇有补气祛湿的作用，一起煮汤，可帮助消暑祛湿。

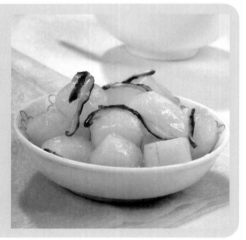

冬瓜银耳汤

材料 冬瓜250克，银耳20克，盐或蜂蜜少许。

做法 1.冬瓜洗净，去皮去瓤切片；银耳泡发，洗净后撕成小朵。

2.将冬瓜、银耳一起放入锅中，放入适量清水煮至冬瓜熟软，根据个人口味加盐或蜂蜜调味即可。

清热利湿的冬瓜，搭配滋阴润肺的银耳，不仅是除暑湿的利器，还能滋阴生津，改善湿热引起的口干口渴、咽喉肿痛等不适。

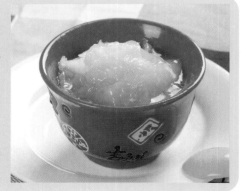

绿豆冬瓜汤

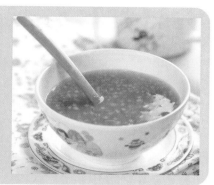

材料 冬瓜200克，绿豆50克，葱、姜、盐各适量。

泡法 1.冬瓜去瓤，洗净切块；绿豆洗净，用清水浸泡2小时。

2.将绿豆、葱、姜放入锅中加水烧开，煮至豆软。

3.放入切好的冬瓜，煮至冬瓜软而不烂，加盐调味即可。

冬瓜清热利湿，配以清热解毒的绿豆，再加点儿辛温化湿的葱、姜，很适合湿热的夏季。

听说冬瓜皮也可以吃？

冬瓜全身都是宝。冬瓜子能清肺化痰，经常用在治疗肺炎的药方中；冬瓜皮更是能利尿消肿、清热解暑热，还有一定的降糖效果，这么好的东西，扔掉可惜了。再推荐两款用冬瓜皮做的药茶，可以根据需要使用。

冬瓜皮姜茶

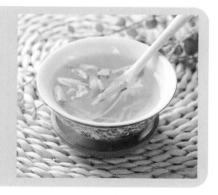

材料 冬瓜皮10克，生姜3克。

泡法 将冬瓜皮切丝，生姜切片，一起放入杯中，加入200毫升沸水冲泡，闷5分钟即可。直接饮用，每日1剂，冲泡1次。

冬瓜皮清热利湿、消肿，但性质偏寒，加点儿辛温燥湿的生姜，使这道茶的性质变得平和，适合寒湿之人饮用，也适宜于经常吹空调、外感寒湿之人。

瓜皮粗茶

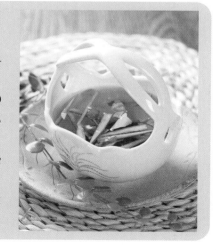

材料 西瓜翠衣、冬瓜皮各10克，粗茶饼5克。

泡法 1.将西瓜翠衣、冬瓜皮分别切成丝；用手将粗茶饼撕成片状。

2.西瓜翠衣、冬瓜皮和粗茶一起放入保温杯中，加入250毫升沸水，盖闷15分钟。每日1剂，午饭、晚饭后各泡饮1次。

西瓜翠衣就是去掉外皮的西瓜皮部分，有清热解毒、除烦的作用，冬瓜皮利水化湿，粗茶助消化、利肠胃。夏天天气又湿又热的，让人觉得心烦、吃不下饭，这道茶再合适不过了。

藿香是对付暑湿证的佳品

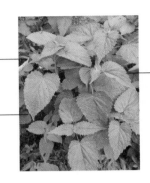

化湿醒脾，辟秽和中，—
解暑，发表

行气止痛，可以辅助 —
气滞胃痛等症

—— 具有发表解暑的功
效，辅助夏季中暑
引起的恶心呕吐、
汗出、昏厥

不少人夏天时没胃口，不想吃东西，吃下去又觉得恶心、想吐，这可能是"暑湿"在作怪，暑湿困阻中焦，可出现发热烦渴、汗出尿少、身重如裹、胃脘痞满等。这里推荐一味祛暑湿佳品——藿香。藿香具有芳香化湿、和胃止呕、祛暑解表的作用，可以用来泡茶，也可以用来煮粥：

藿香茶

材料 藿香20克。

做法 将藿香放入杯中，加沸水，盖上杯盖闷10分钟，即可饮用。

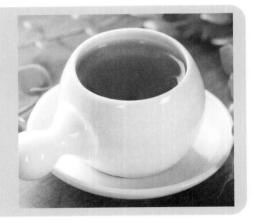

藿香粥

材料 干藿香10克，大米适量。

做法 1.干藿香加一碗水煮5分钟左右，取药汁。
2.大米淘洗干净，加适量水煮粥，待煮至黏稠时加藿香药汁搅匀即可。

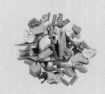

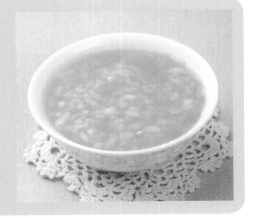

湿热下注的"难言之隐"，可以这样吃

湿热下注或蕴结下焦，常出现小腹胀满、腹痛腹泻小便黄、尿频涩痛、白带过多、舌苔黄腻，出现这些湿热症状，可以通过饮食来调理。

银花绿豆粥

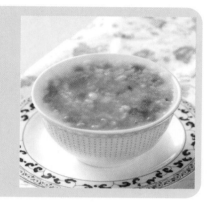

材料 金银花20克，绿豆50克，粳米100克。

做法 1.金银花洗净，水煎取汁。

2.向金银花汁中加入绿豆、粳米共煮成粥，加白糖调味即可。

金银花可以清热解毒、疏散风热，绿豆则有清热解毒、消暑、利水的功效，适合湿热带下。

车前草炖猪小肚

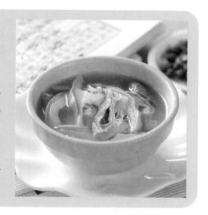

材料 干车前草20~30克(鲜品加倍)，猪小肚(膀胱)200克，盐适量。

泡法 将车前草、猪小肚洗净，猪小肚切成小块，一起放入砂锅中，加入适量水炖半小时，加盐调味即可。喝汤吃猪肚。每天1次。

车前草清热利湿，猪小肚健脾胃，合用既能清湿热，又有助于增强脾胃运化水湿的功能，适合湿热下注所致的尿频、尿痛、排尿不畅。

马齿苋粥

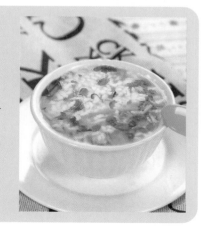

材料 鲜马齿苋100克，粳米50克，葱花5克。

做法 1.将马齿苋洗净，入沸水中焯片刻，捞出洗去黏液，切碎；

2.油锅烧热，放葱花煸香，入马齿苋末，加适量盐炒至入味后盛出；

3.粳米淘洗干净后入锅中，加适量水煮熟，放入炒好的马齿苋稍煮片刻即成。

马齿苋粥清热解毒，健脾养胃，适合肠炎痢疾、尿路感染的人食用。

吃多了不消化，这样做防内生湿热

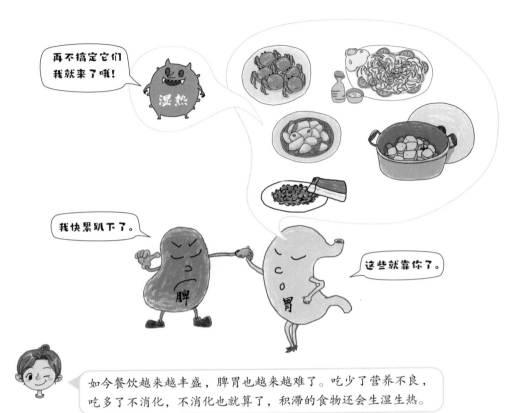

如今餐饮越来越丰盛，脾胃也越来越难了。吃少了营养不良，吃多了不消化，不消化也就算了，积滞的食物还会生湿生热。

吃多了不消化，需要这样做：

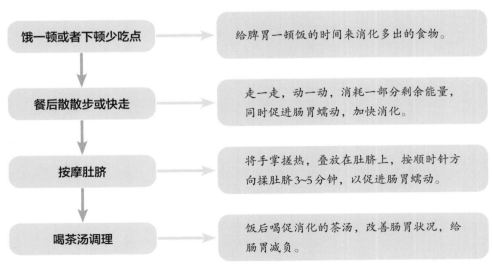

饿一顿或者下顿少吃点	给脾胃一顿饭的时间来消化多出的食物。
餐后散散步或快走	走一走，动一动，消耗一部分剩余能量，同时促进肠胃蠕动，加快消化。
按摩肚脐	将手掌搓热，叠放在肚脐上，按顺时针方向揉肚脐3~5分钟，以促进肠胃蠕动。
喝茶汤调理	饭后喝促消化的茶汤，改善肠胃状况，给肠胃减负。

山楂、神曲、麦芽是中药中的三大消食药，用它们泡茶，可以为脾胃运化提供助力。

山楂麦芽茶

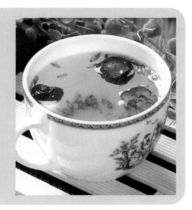

材料 山楂10克，麦芽5克。

泡法 将麦芽炒出香味，然后和山楂一起放入保温杯中，加入250毫升沸水，冲泡15分钟即可饮用。每日1剂，早、中、晚各冲泡1次，孕妇及哺乳期女性禁用。

　　山楂酸甜可口，可促进消化液分泌，增加胃中酶类，能消除体内多余的脂肪；麦芽擅长行气消食、健脾开胃。肉吃多了不消化，感觉腹胀的，不妨用山楂、麦芽泡茶，消食导滞、缓解腹胀的效果很好。

丁香神曲茶

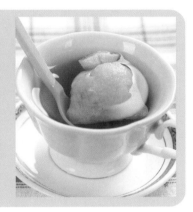

材料 丁香2克，神曲6克。

泡法 将丁香和神曲一同装入纱布袋，放入保温杯中，加入250毫升沸水，冲泡15分钟即可饮用。每日1剂，晚饭后代茶频饮。

　　晚饭吃得晚，或者吃得太好，米饭、面食吃得太多，觉得腹部胀满的，来一杯丁香神曲茶吧。这道茶不但能增强脾胃动力，促进消化，改善腹胀，而且芳香降逆，可以预防反酸烧心。

橘皮生姜茶

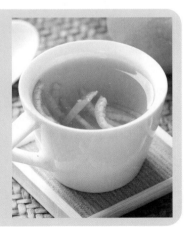

材料 新鲜橘皮200克，生姜1块。

泡法 1.将新鲜橘皮切丝后晒干，生姜切片。
2.取10克干橘皮，搭配2片生姜一起放入保温杯中，冲入200毫升沸水，闷泡10分钟即可。每日1剂，午饭、晚饭后半小时各冲泡饮用1次，也可随意冲泡代茶饮。

　　橘皮芳香健脾，能促进胃液分泌，加快消化，缓解肠胃胀气；生姜辛温燥湿，还含有可以促进消化液分泌的姜辣素。吃得太多，觉得胸闷、恶心的，可以用橘皮、生姜一起泡茶，能帮助缓解不适。

为了防止吃多，饭前吃一些水分含量高、饱腹感强的食物，如餐前水果、少油清淡的汤，吃饭时细嚼慢咽，把节奏放慢，能有效减少进食量。

每天动一动，让身体轻松排湿

每天走一走也能祛除湿气

你经常散步吗？

哪有时间？ 每天上班一坐就是一整天，下班累得只想躺着。

　　现代人工作繁忙，很多人忽视了对身体的锻炼，哪怕意识到运动对身体的重要性，也更愿意挤出一点时间去健身房。实际上，散步是最简单易行、成本最低的一种健身方式，虽然运动量不大，但也是有氧运动，可以增强心血管功能，促进代谢，从中医角度来说可以增强脾胃运化，祛除全身湿气，人自然不易生病。

　　散步也有多种方式，大家可以根据自身实际情况选择适合自己的方式进行。

◎ **普通散步**：每分钟60~90步，每次20~30分钟。这种散步适合于患冠心病、高血压、脑出血后遗症或有呼吸系统疾病、关节炎的中老年人。

◎ **逍遥散步法**：饭后缓步徐行，每次5~10分钟，可舒筋骨、平血气，有益于调节情绪、醒脑养神、强健体格、延年益寿。适合身体虚弱或病后恢复期。

◎ **快速散步**：每分钟90~120步，每次30~60分钟。这种散步方式适合于中青年或减肥锻炼。

◎ **定量散步法**：即按照特定的线路、速度和时间，走完规定的路程。散步时，以平坦路面和爬坡攀高交替进行，做到快慢结合。对健康人锻炼心肺功能大有益处。

◎ **反臂背向散步**：行走时两手背放于后腰部，缓步背向行走(倒退走)50步后，再向前行100步，反复5~10次。此法有补养肾气的作用。

◎ **摆臂散步**：步行时两臂用力前后摆动，可增进肩关节、肘关节、胸廓等部位的活动，有助于消除臂部赘肉，预防"蝴蝶袖"。

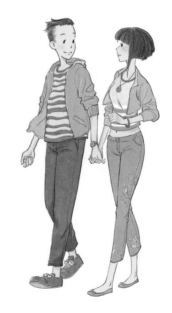

慢跑，让脾胃动起来

坚持散步一段时间了，别说，效果不错，感觉最近消化变好了，身体也不总觉得累了。

如果想获得更好的祛湿效果，全面提高免疫力，可以把散步升级为慢跑。慢跑时规律和不间断的摆臂、跑动动作，都能让脾胃"动"起来，加快排出痰浊湿气。

同散步一样，慢跑也有需要注意的地方：

慢跑前的动态热身

第一步：关节活动热身。可以做几次高抬腿或徒手深蹲，可以让膝盖提前适应，而且会避免受伤。

第二步：腿部的动态拉伸。大幅度地前后摆腿十余次。另外，做1~2组的勾腿跳，将脚后跟打向臀部。

慢跑的正确动作

进行慢跑时，身体应为直立伸展状态，而双臂适度弯曲，两手半握拳。跑步时腿部不必过于紧张，一腿向后蹬，另一条腿则屈膝前摆，步子相对较大，从而带动髋部向前；当腿向前时，手臂也要以正确的姿势进行协调，臂弯成90度角，前后摆动。跑步时呼吸要均匀，两步或三步一呼一吸，以较为缓慢的速度跑动。

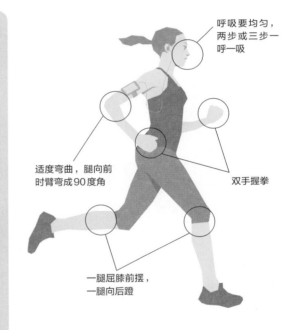

呼吸要均匀，两步或三步一呼一吸

适度弯曲，腿向前时臂弯成90度角

双手握拳

一腿屈膝前摆，一腿向后蹬

跑多久合适?

建议先快走、小步跑，让双腿、膝盖适应跑步动作，再逐渐提高速度。第一次慢跑时，时间不宜过长，30分钟就够了，以后可每次增加5~10分钟，身体适应后每周至少进行5天中等强度身体活动，累计150分钟以上；主动身体活动最好每天6000步。

动动手指，活络筋骨，防湿邪伤害手关节

平时上班握鼠标、敲键盘，下班做饭、炒菜，手的负担已经很重了，再加上用冷水洗手，手部感湿受寒，凝滞关节，阻塞气血，自然会痛。

是啊！我都觉得这双手不像自己的了，现在一碰冷水就觉得冷痛冷痛的。

平时一定要用温热的水洗手，洗完手后快速擦干，不给寒邪、湿邪入侵的机会。没事时做做下面这套手指操，有助于预防关节疼痛：

1. 双手手背叠放，然后来回搓擦至感觉温热。

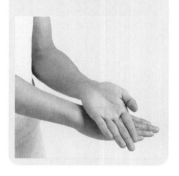

2. 右手放松，左手拇指按压右手拇指和食指间凹陷部位3分钟，然后换右手按摩左手，以感觉酸胀为宜。

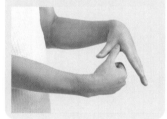

3. 将左手的食指和中指弯曲，夹住右手的手指，从手指根部夹刮至指尖，每个手指夹刮10次。两手交替，力度以自己感觉舒适即可。

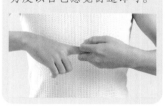

4. 右手张开，左手握住右手，左手拇指顺时针按小圈、中圈、大圈的顺序反复画圈按摩右手掌心至感觉微热，左右交替。

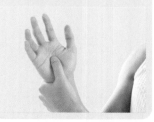

5. 双手手指交叉，掌心向下压，使手指关节放松，然后双手同时握拳再张开。反复5~6次。

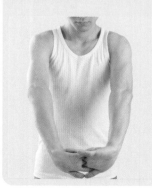

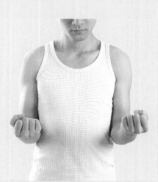

站桩，提高身体排湿能力

久坐不动，身体长期处于气滞血瘀的状态，不仅直接影响脊椎，导致颈椎、腰椎疾病，还会使血液循环减慢，增加罹患心血管疾病的危险。此外，"久坐伤肉"，缺少运动会使肌肉弹性下降，出现倦怠乏力、小腿浮肿、肌肉僵硬或麻木。改变这种亚健康状态，建议练习一项适合所有人的静功——站桩。

站桩是我国古代养生方法之一，早在《黄帝内经》中，就有"提挈天地，把握阴阳，呼吸精气，独立守神，肌肉若一"的记载。站桩动静兼备、内外温阳，既能保养心神，又能锻炼身体，经常练习可以疏通经络，调和气血，增强体质，而且不拘时间、地点、条件，非常适合普通人学习。

站桩方法

两脚分开，与肩同宽，舌抵上腭，口唇轻闭，两目微闭，双手手掌掌心向上，左手掌托住右手掌置于腹部，全身放松，意念入静。然后鼻吸鼻呼，腹部随着吸而外凸，呼而内收，一呼一吸为1息，首次做时可做10息，以后每天增加10息，至50息为止。

注意事项

1. 排空大小便，站桩前后半小时都不要吃东西和大小便。

2. 如果最开始站桩的时候出现身体轻微抖动属于正常现象，多次站桩后可减轻。

3. 大病初愈、内脏有一定损伤或者病变、腿部有伤病的人不要练习站桩。

4. 穿宽松的服装，松开领口、腰带、表带。

5. 月经期间不宜站桩。

6. 站桩前保持平稳情绪。

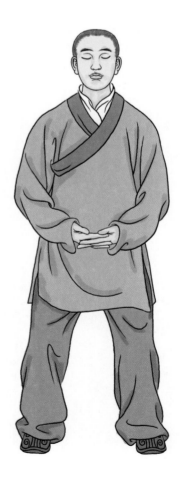

站桩结束，别着急坐下或躺下，先将两手手掌搓至发热，掌心分别覆盖在命门穴、关元穴上按揉，每穴按揉36次；再以拇指指腹按压足三里穴、涌泉穴，每穴按摩36下。按摩的力度由轻渐重，以感觉酸胀为宜。

站桩配合穴位按摩，每天练习1~2次，能有效激发身体里的阳气，提高身体运化水湿的能力。

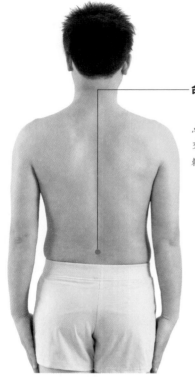

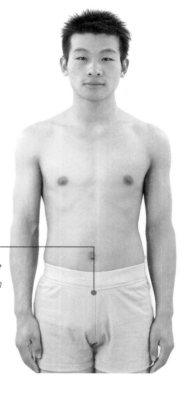

命门穴

在腰部，两髂嵴最高点水平连线与脊柱正中交点处向上数2个棘突，棘突下方凹陷处即是。

关元穴

在下腹部，前正中线上，当脐中下3寸（约四横指）。

足三里穴

在小腿外侧，屈膝，同侧手掌张开，虎口围住髌骨外上缘，其余四指向下，中指指尖处即是。

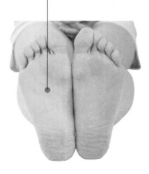

涌泉穴

在足底，屈足卷趾时足心最凹陷处。

多动动腿、动动脚，让膝盖远离寒湿

健康自检站：你的腿受寒了吗？

- ☐ 上下楼梯时，感觉膝关节无力和酸痛
- ☐ 天气转凉或阴雨天时，感觉膝盖或小腿麻木、肿胀、冷痛
- ☐ 冷水洗脚后，感觉小腿无力、冷痛
- ☐ 按摩、泡脚或热敷后，膝关节或小腿不适得到缓解

踢腿

自然站立、站稳，双手叉腰，保持上身挺直，先屈膝抬起大腿至水平位置，然后绷直脚尖，向前踢出小腿，再放松，恢复站立姿势。反复进行5次，然后换另一条腿进行踢腿，也同样踢5次。左右腿各踢5次为一组，每次做6~10组。

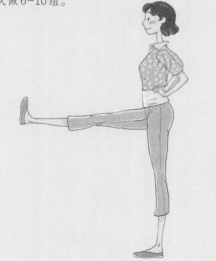

抬腿1

平躺在床上，一条腿膝盖弯曲，使大腿和小腿的角度小于直角，另一条腿伸直并缓慢向上抬至距离床面10厘米左右，保持5秒钟，然后缓慢放下，休息2~3秒后，继续做抬腿动作，重复20次。接着换另一条腿，重复以上动作20次。

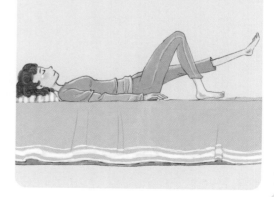

抬腿 2

　　平躺在床上，一条腿伸直，另一条腿膝盖弯曲并向上抬，尽量靠近胸部，坚持 5 秒左右，然后放松，恢复平躺姿势。接着换另一条腿练习。左右交替进行 10~20 次。

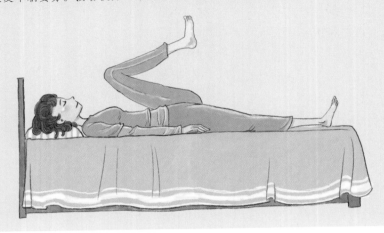

跐脚

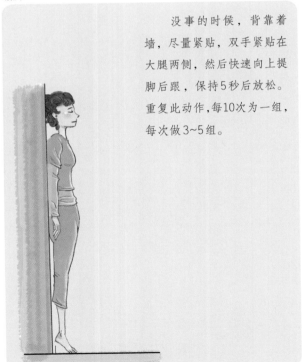

　　没事的时候，背靠着墙，尽量紧贴，双手紧贴在大腿两侧，然后快速向上提脚后跟，保持 5 秒后放松。重复此动作，每 10 次为一组，每次做 3~5 组。

脚趾抓地

　　光脚站在地上，双脚脚趾努力下抓抠地，抓紧之后停留 10 秒钟，然后松开，再次进行抓地，如此反复 30~50 下。坐着工作的时候，如果觉得小腿发麻不舒服，可以在鞋子中进行抓地的动作，抓住鞋底就好，一次做 5 分钟。

　　别小看这些动作，它们能拉伸腿部，促进腿脚部位的血液循环，还对循行于腿部的脾经、胃经进行刺激，有强健脾胃、预防湿邪入侵、清除胃火、防治便秘的作用。

动能生阳，阳气能化湿祛痰

适当进行运动，可促进胃肠蠕动，帮助体内食物消化吸收，促进脾运化水湿的功能，帮助排泄寒湿之气。位于"运动金字塔"上层的力量训练，不但能强化骨骼和肌肉，还能提高基础代谢率，帮助消耗多余的脂肪。

这里推荐一些简单易行的力量训练，建议每周做2~3次，能提振阳气，调理脏腑，促进代谢，增强体质。

双臂屈伸

双手各握一个哑铃，自然下垂，然后双臂上提，肱二头肌用力，前臂旋转让手掌面向肩膀。坚持5秒后放下手臂回到原位，放松过程尽量不用力。

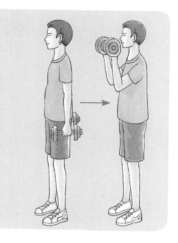

肩臂推举

站立和坐姿时都可进行这个练习。双手各握一个哑铃，举起直到和耳朵平齐，肘部弯成90度，然后向上推举哑铃，直到双臂完全伸展，再缓慢下降到起始动作。重复进行。

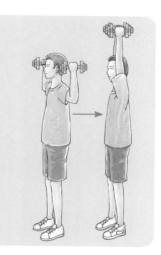

颈后屈伸

双脚一只略前一只略后站立，双手握住同一个哑铃的手柄，缓慢抬起哑铃过头部，然后伸直胳膊让哑铃的一端朝向天花板，再缓慢弯曲双肘，让哑铃下降到脑后部，保持上臂不动，并与地面垂直，肩胛骨向下压，保持20秒。

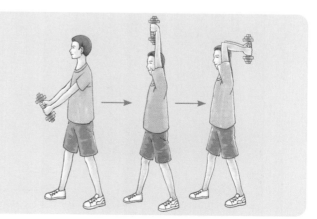

胸部推举

平躺后膝盖弯曲，脚掌平贴地面。双手各握一个哑铃，与胸部平齐，向上推举直到肘部伸直却不僵硬，保持该姿势片刻，然后缓慢下降到胸部位置，再重复动作。

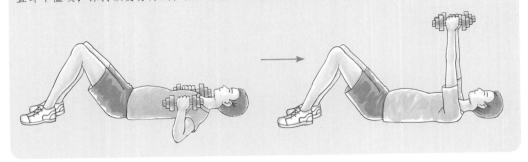

坐式划船

坐在地板上，双脚并拢，膝盖弯曲，双手各抓住阻力带一端（阻力带需缠绕在固定物体上），胳膊朝前伸直，两手心相向，后背挺直，然后拉动阻力带朝自己方向移动，保持肘部与身体靠近，然后再慢慢伸直胳膊。

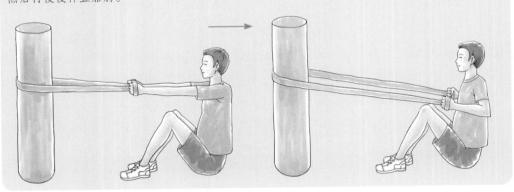

仰卧起坐

躺下，屈膝，双脚掌贴地面，双手放在脑后，肩胛骨收缩聚拢，肘部向后弯。运动过程中，收紧腹部肌肉，弯曲肩膀，提升上背部离地，然后再缓慢恢复平躺姿势，下背部向地面施加压力。

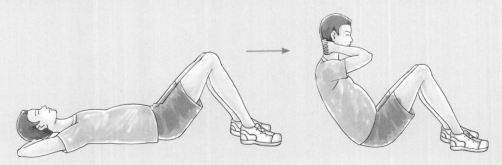

俯撑蹬腿

面朝地面趴下，双肘垂直地面支撑上身，脚趾弯曲支撑脚部垂直于地面，然后收紧腹部和大腿肌肉向上提升离地，保持身体与地面平行，坚持1分钟再缓慢放下。

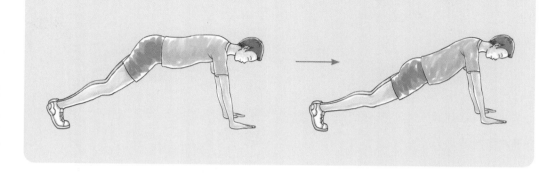

屈膝蹲坐

双脚分开站立，与肩宽一致，屈膝，背靠在健身球上或仿佛自己坐在一把椅子上，大腿与地面平行，膝盖不要前倾超过脚趾，然后身体略前倾保持2分钟。

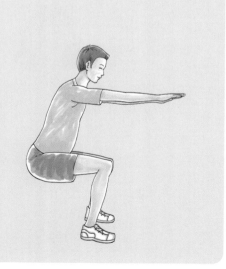

弓步向前

站立，双脚分开同肩宽，右脚向后迈一步，屈双膝，膝盖不要碰地面，左大腿基本与地面平行，左脚跟用力，保持30秒后换对侧腿练习。

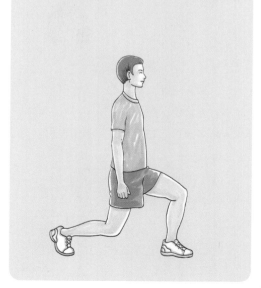

第三章 日常「除湿」的小妙招

第三章 日常「除湿」的小妙招

经常练"通秘功"，便通了湿也去了

防湿祛湿，一定要保持大便通畅。大便也是排湿的重要通道，如果排便不通畅，身体内多余的热量、代谢产生的废弃物不能及时排出，郁积多了就会生热，热跟湿邪勾结就变成了湿热。

有一种"通秘功"，它能调理肠胃、防治便秘，关键是简单，一学就会。

通秘功由疏通任督二脉、顺理带脉、健脾和胃等方法组合而成，动作如下：

疏通任督法

自然站立，两脚分开，调顺呼吸，全身放松，意守会阴。两手在身后交叉互捉两肘，采用匀、细、深、长的"呼－停－吸"的呼吸方式。吸气时两肘上抬，轻轻提缩肛门；呼气时，肘臂放松，轻轻松弛肛门。重复20~30次。

两手叉于腰部，拇指在后，四指在前。吸气时，头和身向后仰伸，轻轻提缩肛门；呼气时，身体回正，轻轻松弛肛门。重复10次。

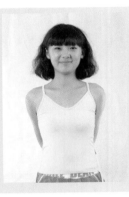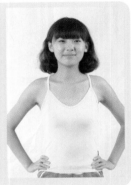

顺理带脉法

自然站立，两脚分开，与肩同宽，两手叉腰，拇指朝后，四指在前，上身保持正直，微微下蹲，两膝不超过脚尖。两肩与两膝不动，以腰腹为轴转动，向左、前、右、后，顺时针方向转3圈，然后向右、前、左、后，逆时针方向转3圈。重复3次，以后可逐渐增加次数。

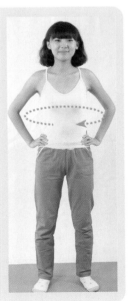

健脾和胃法

自然站立，两脚分开，与肩同宽，双目微闭，两掌相叠置于小腹前，掌心向里，全身放松，凝神定志，意守丹田，入静3~5分钟。缓缓睁眼，结束。每天早晚各做1次。

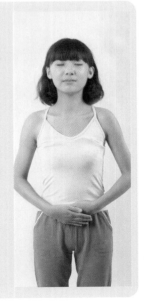

对症 **祛湿** 自助手册

手指梳头加干洗脸，祛除风湿好清爽

身体湿气重，再加上外感风湿，很容易使人感觉头晕、疲惫。头部经络穴位很多，经常手指梳头和干洗脸，可以增强抵抗力，起到调理血气、祛风散寒的作用。

梳子梳头法

用桃木梳或牛角梳，将梳齿轻轻按在头皮上，先从头顶开始向后梳至发梢，接着再分别从两侧向后梳至发梢。速度由慢至快，力度由轻渐重，以自己觉得耐受为宜。每次梳头5分钟左右。

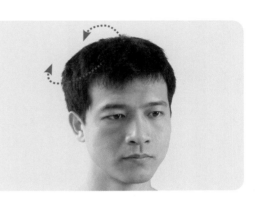

手指抓头法

1.双手五指分开呈爪状，放在头部的两侧，然后做抓按的动作，反复2分钟。

2.单手五指分开呈爪状，放在前额发际上，由前向后反复抓按2分钟。

3.双手拇指放在两侧耳后与头发下方颈部的凹陷处，其余手指分开呈爪状放在后脑上，由中间向外抓按2分钟。

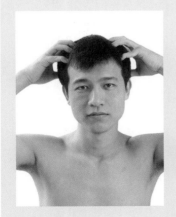
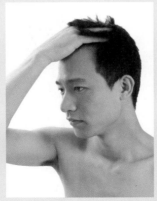
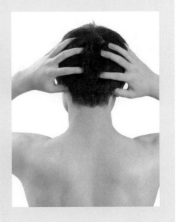

手指梳头法

先将手指微屈，掌心向头，十指紧贴头皮，由前向后梳摩。梳理的过程中，可用手指一梳到底，也可将手指插入发中，用指腹画圈按摩，逐步向后推移。

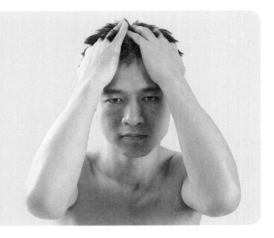

干洗脸法

先将双手搓热，然后用两手搓脸，从下巴搓到头顶，再从头顶搓到耳根，再向下搓到脖子，从脖子再转回到下巴。这样搓上十几遍就行了。也可以将双手手心搓热后放在脸上，从下向上用力快搓二三十次。

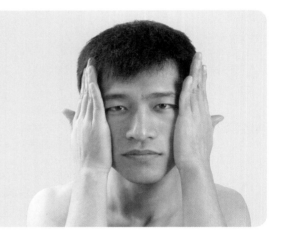

搓脸法

1.每天晚上洗脸后，将双手搓热后放到脸部，由下而上反复搓脸10~15次。

2.将双手手掌分别放在鼻子两侧，由内向外反复搓脸10~15次。

搓脸的时候力度要控制好，以自己感觉舒适为度，避免过于用力使面部皮肤发干或感觉火辣。

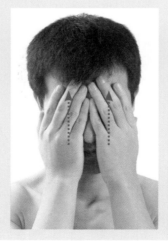 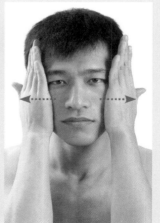

经常摩腹，给脾胃增强动力

摩腹不是调理消化问题的吗？ 跟祛湿有什么关系？

关系大着呢！ 脾胃不好，身体里的湿气会越来越重。

脾胃

运化水液

消化食物

影响水液调节，使水湿内滞

不能完全消化，导致营养过剩，湿气内生

祛湿，我们不仅要"管住口"，也要"动起手"，可经常做摩腹保健：双手叠放在肚脐上，由内向外顺时针轻揉3分钟，至局部有温热感，能强健脾胃、祛除寒湿。

消化不好的人，也可以在饭后摩腹。方法跟上面的有些不同：用双手从胃部顶端轻推至小腹，反复进行3分钟左右，有促进消化、增强胃肠功能的作用。

摩腹的力度怎么把握呢？

不要太用力，比抚摸稍微用点力就可以了。

经常做一做，巧用穴位祛湿毒

天寒地冻，肠胃不好试试三九灸

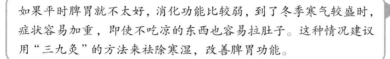

我有个朋友，到了冬天只要受一点儿寒，就感觉肚子难受，严重的时候还会拉好几天的肚子，但去医院检查，又查不出个所以然，这是怎么回事？

如果平时脾胃就不太好，消化功能比较弱，到了冬季寒气较盛时，症状容易加重，即使不吃凉的东西也容易拉肚子。这种情况建议用"三九灸"的方法来祛除寒湿，改善脾胃功能。

中脘

在上腹部，前正中线上，当脐中上4寸剑突尖与脐中连线的中点。

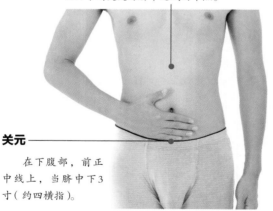

足三里

在小腿外侧，屈膝，同侧手掌张开，虎口围住髌骨外上缘，其余四指向下，中指指尖处即是。

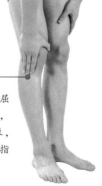

关元

在下腹部，前正中线上，当脐中下3寸（约四横指）。

　　足三里、中脘、关元是人体上的"天然胃药"，也是"三九灸"的常用穴位，有温阳驱寒、健脾和胃、活血通经的效果。可以三个穴位一起艾灸，也可以单独艾灸足三里。

　　艾灸时，可用最简单的操作方法：将艾条点燃，在距离皮肤2~3厘米处，分别对准足三里、中脘、关元进行艾灸，每个穴位5~10分钟，以皮肤发红发烫但不觉得灼烧为宜。中脘、关元都位于腹部，艾灸时也可以沿这两个穴位的连线来回艾灸这两个穴位15分钟左右，可改善一受寒就拉肚子，或者一到冬天就消化不好等肠胃问题。

一到冬天就手脚冰凉、怕寒怕冷，或者"老寒腿"加重的，可以每天晚上坚持泡脚，同时在三九天艾灸足三里、涌泉，以补气血、扶正气。身上气血通畅了、正气足了，寒湿自然就无所遁形了，身体、四肢也就暖起来了。

艾灸方法：将艾条点燃，在距离皮肤2~3厘米处，分别对足三里穴、涌泉穴进行艾灸，双腿每侧每个穴位5分钟左右，以皮肤发红发烫但无明显灼烧感为宜。

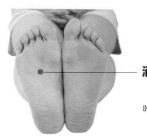

涌泉

在足底，屈足卷趾时足心最凹陷处。

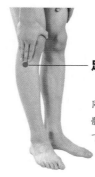

足三里

在小腿外侧，屈膝，同侧手掌张开，虎口围住髌骨外上缘，其余四指向下，中指指尖处即是。

经常一坐就一整天的上班族，有肩颈问题的人群，可在三九天艾灸大椎、肩井、手三里，以缓解肩颈、手部酸痛，改善肩周炎、鼠标手等问题。艾灸之前，可以对穴位进行按摩，每个穴位按揉3~5分钟，以疏通穴位及周边的气血，然后再用艾条对穴位进行温和灸，每个穴位5~10分钟，效果更佳。

手三里

在前臂后外侧，当阳溪与曲池连线上，肘横纹下2寸。

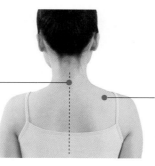

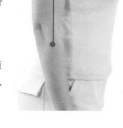

大椎

在颈后部，当后正中线上，第7颈椎棘突下凹陷中。

肩井

在颈后部，第7颈椎棘突与肩峰最外侧点连线的中点。

进行三九灸，有什么需要注意的吗？

一般情况下，如果做三九灸只是为了保健，可以不用每天都灸，建议在每一九的前三天艾灸，之后每隔1~2天艾灸一次。如果是为了调理病症，艾灸的取穴、疗程等一定要遵医嘱！

另外，孕妇及女性月经期间，或患有心脏病、急性肺部疾病，以及湿热体质、阴虚体质的人群，不宜进行三九灸。三九灸时，要注意防寒保暖，同时也要避免大量出汗，避免感冒。三九灸之后，要多喝温水，忌寒凉、辛辣、油腻食物。

艾灸命门，温肾助阳祛寒湿

人的身体并不是铜墙铁壁，也有比较薄弱的"缝隙"，成为寒湿之邪侵袭机体的通道，其中就有命门穴。这也是夏天露腰部、经常淋雨、水中作业的人，容易出现腰部冷痛的原因。

祛寒湿首选艾灸命门，跟这个穴位的功能也有关系。命门穴是督脉上的要穴，对全身阳气有统摄作用。艾灸命门就相当于给身体加了一把火，这把火能把寒湿之邪给蒸发掉。

命门穴在腰部，自己艾灸不太方便，可以请家人帮忙：俯卧，让家人点燃艾条，在距离皮肤2~3厘米处，对着穴位艾灸10~15分钟。每周1~2次。

条件不具备时，也可以用热水袋或电暖宝热敷15~20分钟。热敷时要注意温度，以皮肤感觉温热但无明显灼痛感为宜。

在艾灸的间隔期，可以按摩命门穴，也有温阳散寒湿的作用：用一手食指关节按压穴位，当感觉酸胀时画圈按揉3分钟左右。也可以一手握拳，轻捶命门穴3~5分钟。

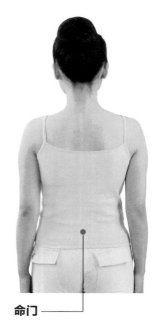

命门 ——

在腰部，两髂嵴最高点水平连线与脊柱正中交点处向上数2个棘突，棘突下方凹陷处即是。

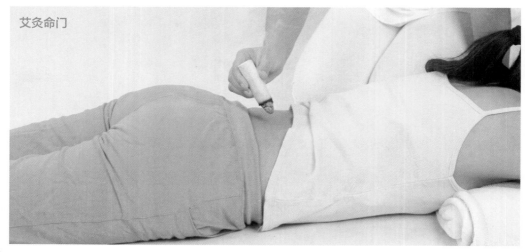

艾灸命门

刺激脾俞，让脾胃变得更"强壮"

　　要把湿气赶跑，脾一定要更加"强壮"。脾虚了，湿气不能完全运化，就会在体内越积越多；脾虚了，无论怎么祛湿气，都会不断复发。所以祛湿，要回到源头——脾的身上。

　　脾俞是脾脏气血输注于后背体表的部位，直接与脾相连，想让脾变得更加"强壮"，可以经常按摩这个穴位：双手叉腰，用两拇指指腹分别放在脾俞上，用力按下，然后揉动，以感觉到酸胀疼痛为度，如此反复按摩10分钟，每天1次。

　　家里有按摩锤的，也可以用按摩锤敲打脾俞，每侧3~5分钟。敲打时，力度由轻渐重，以感觉酸胀、自己耐受为宜。

　　温能除湿、散寒，平时比较怕冷、手脚冰凉、一吃凉的东西就胃痛、腹泻的朋友，可用艾灸脾俞穴的方法来调理。方法为：俯卧，全身放松，让家人把艾条点燃，悬于脾俞上方，离皮肤3厘米左右，两侧交替进行熏灸，每次灸15分钟左右，待局部出现红色即止。一周2~3次。

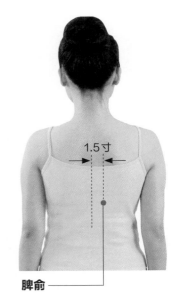

脾俞

　　在背部，当第11胸椎棘突（两肩胛骨下角连线与两髂嵴最高点连线的中点向下数1个棘突）下，旁开1.5寸。

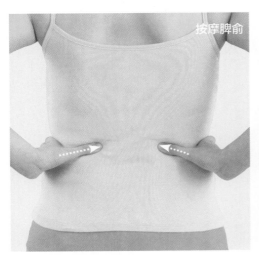

按摩脾俞

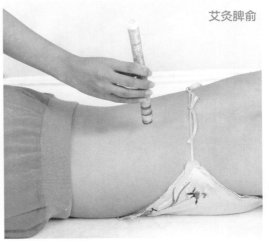

艾灸脾俞

擦肾俞，让身体暖起来

人身上的阳气就像天上的太阳，火力够猛时身上热乎乎的，火力不足时就感觉阴天了，阴冷阴冷的。

怪不得有的人像火炉，有的人却经常手脚冰冷。

肾俞位于腰部，是肾之精气聚集之处，经常刺激这个穴位，不仅能激发阳气、疏通经络，让身体暖起来，改善手脚冰凉、冬天怕冷的问题，而且有助于肾脏气化，促进津液代谢，防止湿邪郁积体内。

刺激肾俞的常用方法是"搓"：两手手掌放在后背上，使两手手掌的大鱼际贴在穴位上，然后上下搓肾俞100~200下，至腰部发热。

也可以请家人帮忙擦肾俞：双手手掌的大鱼际贴在穴位上，稍微用力下压，然后来回摩擦穴位，反复擦5~10分钟，以感觉有热感向内部渗透、皮肤微红为度。摩擦完之后，可以自己手握空拳，用拳眼的位置敲打穴位，让穴位皮肤放松。

按摩配合艾灸，补阳气的效果会更好。可以请家人将艾条点燃，在距离皮肤2~3厘米处对准穴位艾灸，每侧肾俞穴各艾灸10分钟，每周1~2次。

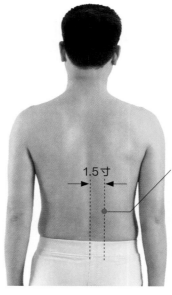

1.5寸

肾俞

在腰部，两髂嵴最高点连线中点再向上2个棘突，旁开1.5寸处。

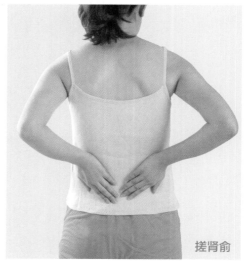

搓肾俞

用好太渊、鱼际，预防感冒、祛痰止咳

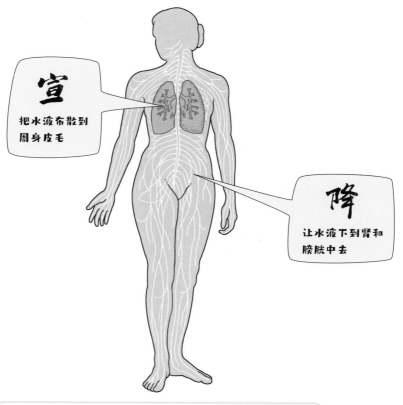

人体的水液代谢与肺的关系最大。肺负责通调水道，一方面把水液布散到全身，以汗液的形式排出体外；另一方面把水液下输于肾，变成尿液排出去。如果肺出了问题，水液不能及时地以汗液、尿液的形式排出去，就会潴留在身体里，最后生湿生痰。

宣

把水液布散到周身皮毛

降

让水液下到肾和膀胱中去

看来祛湿不光要健脾胃，也得关注肺！

太渊穴是肺经上的重要穴位，负责为肺脏提供维持正常生理活动的能量，滋补作用很强，因此有个外号——"肺经大补穴"。平时经常按一按这个穴位，可以为肺脏注入强劲动力，使它通调水道的功能更强大。

按摩方法也简单：用拇指尖端垂直掐按太渊，力度由轻渐重，当感觉酸胀时，以当前力度掐按1~3分钟。然后用同样方法掐按另一只手的太渊。也可以用拇指指腹按揉穴位3~5分钟，力度由轻渐重，以感觉酸胀为度。

一变天就容易感冒、咳嗽的，平时可以艾灸太渊：将艾条点燃，在距离皮肤2~3厘米处，对着穴位艾灸10分钟左右。接着用同样的方法艾灸另一只手，每周2~3次。

容易上火，总觉得喉咙有浓痰的，可以用刮痧板的一角从上至下刮拭太渊3~5分钟，力度由轻渐重，以感觉略微麻痛为度，每周2~3次。

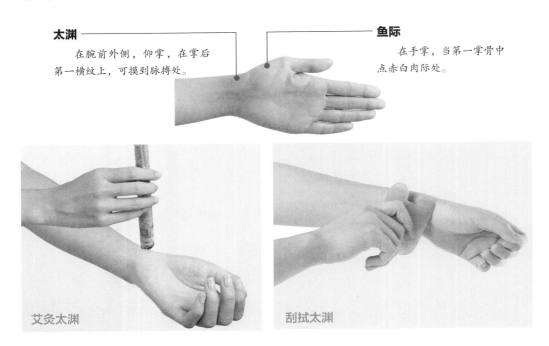

太渊　在腕前外侧，仰掌，在掌后第一横纹上，可摸到脉搏处。

鱼际　在手掌，当第一掌骨中点赤白肉际处。

艾灸太渊

刮拭太渊

除了太渊，同在肺经上的鱼际也有大用处：把双手拇指下方的大鱼际贴在一起，来回搓一搓，能同时刺激双手的鱼际穴。搓的时候可以稍微用力一些，坚持搓2~3分钟，直至皮肤发红发热。经常做这个动作，可以预防湿热扰肺。

平时工作总是按鼠标、敲键盘，可以将鱼际所在的部位抵住桌子进行摩擦，也能轻松刺激鱼际穴，还能促进手部的血液循环，缓解手腕、手指关节疲劳。

另外，鱼际离太渊不远，平时也可以用拇指来回搓揉这两个穴位，力度由轻渐重，搓揉5~6分钟，以皮肤发红、手掌发热为度，长期坚持，有调理肺脏的作用。

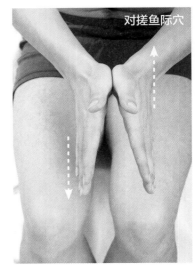

对搓鱼际穴

用好胃俞，寒湿、湿热都不怕

胃很娇气，寒湿一来它就成了"林妹妹"，没有力气消化食物，让人腹胀不舒服。同时胃也怕湿热，湿热给胃点儿"颜色"，它就开始把火气撒到喉咙、口腔，让人喉咙痛、长溃疡。

所以，我们需要保护好胃。胃腑把气血输注于后背的胃俞穴上，我们要用好这个穴位，让胃变得强健有力，这样就不怕寒湿、湿热来"欺负"它了。

胃俞穴的使用方法，最常见的就是按摩、刮痧、艾灸：

按摩胃俞需要家人帮忙，方法为：被按者俯卧，也可坐立，操作者用手指指腹按在胃俞上，用力按下，然后揉动，以被按者感觉到酸胀疼痛为度，如此反复按摩10分钟，每天1次。也可用按摩锤自行敲打胃俞5~10分钟，也有很好的健胃作用。

如果胃火大，出现口臭、口干、牙龈肿痛、胃灼热疼痛的，可以用刮痧的方法来清胃火：用刮痧板的一角，从上至下刮拭胃俞穴至出痧。刮痧时注意力度，以感觉酸胀为宜，不要太过用力，以免刮破皮肤。

一吃凉的东西就觉得胃不舒服的，可用艾灸胃俞的方法来调理：请家人将艾条点燃，放在胃俞上方，距离穴位2~3厘米处进行艾灸，每次每侧艾灸10分钟，以穴位皮肤温热而无明显灼痛感为度，每周2~3次。

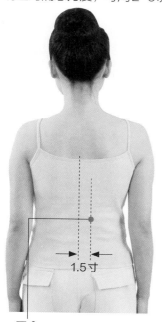

胃俞

在背部，当第12胸椎棘突下（约在两肩胛骨下角连线与两侧骨盆最高点连线之间的中点），旁开1.5寸。

1.5寸

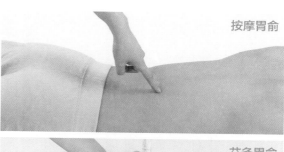

按摩胃俞

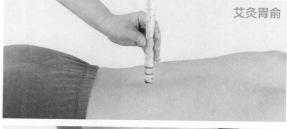

艾灸胃俞

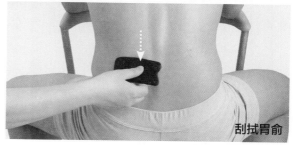

刮拭胃俞

常找足三里，防腹泻、助消化、祛寒湿

足三里是胃经上的"万能穴"，肠胃上的问题如消化不良、腹胀、肠鸣、腹泻等，都可以找它。此外，足三里还有很好的保健强壮功效，非常适合身体虚弱、抵抗力低下的人。

身体湿气重的朋友，尤其是一吃凉的就腹泻，或者是吃得太杂就腹胀、不消化的人群，平时要时不时刺激足三里一下，有调理脾胃、预防腹泻、促进消化的作用。

刺激足三里，最简单的方法就是按摩，方法为：用拇指按于足三里穴位上，用力点按，边按边揉，直到产生酸麻胀痛之感，持续10秒钟，然后慢慢放松。如此重复，每侧各3分钟。也可以用拇指指腹推按足三里穴，每侧3分钟。

也可以敲足三里：双手握空拳，捶击两小腿上部的足三里穴，以感觉酸胀为度。

到了冬天，总觉得手脚冰凉、怎么捂都捂不热的朋友，还可以在按摩足三里的基础上艾灸穴位，以祛寒湿、通经络。艾灸用常规的方法即可：将艾条点燃，在距离穴位2厘米左右的地方，对着穴位熏烤10~15分钟，然后艾灸另一侧。

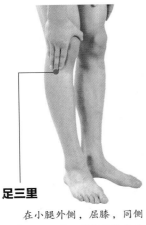

足三里

在小腿外侧，屈膝，同侧手掌张开，虎口围住髌骨外上缘，其余四指向下，中指指尖处即是。

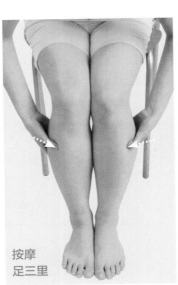

按摩
足三里

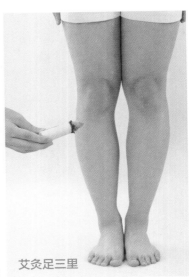

艾灸足三里

刺激阴陵泉，健脾祛湿防水肿

身上有湿气不用怕，人体自带"排湿口"——阴陵泉穴。它就相当于一个关口，刺激它，一是可以把湿气挡住，不让它再深入人体；二是能健脾祛湿，把湿气给排出去。

刺激阴陵泉最常用的方法就是按摩：可用拇指用力按揉阴陵泉20~30下，以感觉酸胀或麻痛为宜，每日1~2次。脾胃有湿的人，开始按摩阴陵泉时可能会觉得痛，不要担心，每天坚持按摩，时间久了，痛感会慢慢消失。

家里有刮痧板的，也可以用刮痧板按压，当有酸胀或麻痛感时，继续按揉3~5分钟。或者在阴陵泉穴上涂抹刮痧油（甘油、润肤油等），然后使刮痧板与皮肤成45°角，来回刮拭穴位2~3分钟，力度由轻渐重，以耐受为宜。

刺激阴陵泉，常用的方法还有艾灸：在晚上临睡前，先用拇指按揉穴位2分钟，然后将艾条点燃，在距离皮肤2~3厘米处，对着穴位艾灸10~15分钟。艾叶的温热深入皮肤，配以火的炙烤，能祛除人体内多余的水液，还能促进血液循环，强健脾胃，增强其运化功能。

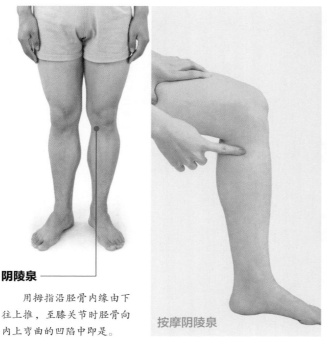

阴陵泉

用拇指沿胫骨内缘由下往上推，至膝关节时胫骨向内上弯曲的凹陷中即是。

按摩阴陵泉

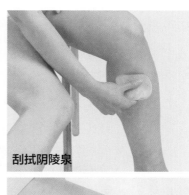

刮拭阴陵泉

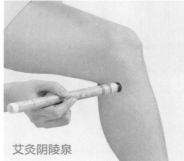

艾灸阴陵泉

常揉丰隆，轻松除湿祛痰

"痰多宜向丰隆寻"，丰隆穴是祛痰湿的"神器"，不仅可以化无形的痰湿，也能化有形的痰湿。形体肥胖、腹部肥满松软，或者总觉得有东西糊在喉咙里、咳也咳不出来的朋友，不妨多按摩丰隆穴。

以下两种方法都能有效刺激丰隆，有良好的保健作用：

揉搓丰隆

用拇指点在丰隆穴上，用力向下按，来回揉按5分钟；接着沿丰隆向下搓至脚踝部，搓到底之后松手，再从丰隆向下搓，如此单向朝下搓10次。

点揉丰隆

用食指的关节或指腹点揉丰隆，以感觉到酸痛为度，每天1次，每次点揉30~50下。

丰隆

在小腿外侧，外膝眼和外踝尖之间连一条线的中点处，腓骨略前方按压有沉重感的地方即是。

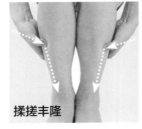

揉搓丰隆

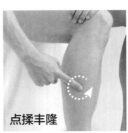

点揉丰隆

如果想加强祛痰湿的效果，应该按摩哪些穴位？

可以在按摩丰隆的基础上，找支正穴"助攻"。

人体消化功能不好，痰湿就不容易消化出去，而支正能强化消化功能，把痰湿及时地化解掉。按摩支正的方法：用一手拇指指腹按压在另一手的支正，力度由轻渐重，当感觉酸胀或麻痛时，坚持按压30秒钟，然后松开，休息2~3秒后再重复按压的动作，反复进行10~15次，接着分别按顺时针和逆时针方向按揉穴位3~5分钟。

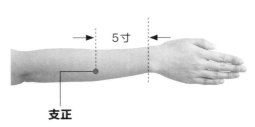

↔ 5寸 ↔

支正

在前臂外侧，尺骨尺侧与尺侧腕屈肌之间，腕背侧远端横纹上5寸。

揉搓手心、足心，使"湿"路通畅

人体水液代谢的全过程，需要五脏六腑生理功能的协同配合，水液流向四肢百骸，滋润脏腑、组织和各个器官，以维持身体的正常运行。同时，水液代谢产生的废物经过皮肤、膀胱等通道，排出人体。

如果通路堵住了，"水"流不过去或者水流变慢，多余的水液就会留在人体里，而且越来越多，最后变成了"湿"。平时空闲了揉揉手心、搓搓足心，就能让"水"流动起来，让"湿"路通畅。

按揉手心，主要按揉劳宫和脾胃大肠反射区：

按揉劳宫

手微握拳，中指指尖所指的部位就是劳宫，可以用另一只手的拇指指腹按揉穴位，也可以用一个圆头的小木棒来刺激。还可以双手握拳，用中指指尖掐按穴位。

按揉脾胃大肠反射区

用拇指指腹按揉另一只手的脾胃大肠反射区，双手都要按揉，每次每侧3分钟，每天3次。

搓足心主要有3种方法，可根据个人喜好选择其中一种：

干搓

左手握住左足背前部，用右手拇指指腹或小鱼际沿着足心上下搓100下，使足心发热；然后换右足重复。每晚搓1次。

湿搓

将脚在温水中泡至发红后再搓，方法同上。

酒搓

在手上蘸白酒，用上述方法搓足心，酒干了再蘸再搓。

另外，足心凹陷处有个很神奇的穴位——涌泉，肾经就是从它这里发源的。搓足心时，手经过这个穴位时，可以稍微用些力，重点按揉这个穴位，以感觉酸胀为宜，有通经络、补阳气的作用。

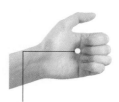

劳宫

在手掌，当第2、第3掌骨之间偏于第3掌骨，横平第3掌指关节近端。

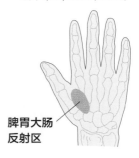

脾胃大肠反射区

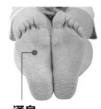

涌泉

在足底，屈足卷趾时足心最凹陷处。

敲肝经，疏散肝火防湿热

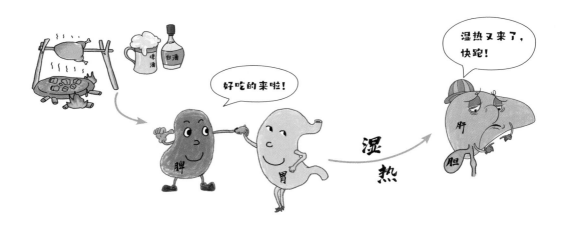

经常喝酒、喜欢吃烧烤、爱吃肉的人，容易使脾胃纳化失常，酿生湿热，导致肝胆疏泄失常。肝胆湿热的人，往往有口苦泛恶、腹胀厌油等表现，而且像胆囊炎、胆结石、脂肪肝、肝炎等，都与肝胆湿热有关。平时可以经常敲打肝经，以疏肝理气，祛除肝火。

敲打肝经的方法

平坐，全身放松，两条大腿微微向外倾斜，沿肝经循行路线从大腿根部一直敲打到足部；或者平躺在床上，一条腿伸直，另一条腿向内弯曲，然后请人帮忙敲打；每条腿敲打3~5分钟。

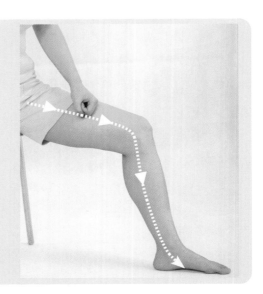

每天晚上泡泡脚，祛寒湿消水肿

最近买了个泡脚盆，咨询一下，有什么泡脚方祛湿效果好？

祛湿的泡脚方比较多，下面这些泡脚方具有较好的祛湿效果，每天晚上用温热的水泡脚15~20分钟就可以。

防麻黄芪泡脚方

材料 防己30克，麻黄5克，黄芪10克。

泡法 1.防己、麻黄、黄芪放入锅中，加2升水浸泡10分钟，大火煮沸后转小火煎40分钟，去渣取汁。

2.将药汁倒入盆中，加适量温水以没过小腿，泡脚15~20分钟，每天1次。

功效 方中防己祛风除湿、利水止痛，麻黄温中散寒，黄芪益气补气。

当归艾叶生姜泡脚方

材料 当归、艾叶、生姜各20克。

泡法 上述材料放入锅中，加适量水。大火煮10分钟，将药汁倒入盆中，加适量温水以没过小腿，泡脚15~20分钟，每天1次。

功效 生姜可辛温解表，暖胃散寒。艾叶性温热，具有温阳散寒的功效。而当归能活血，可促进血液循环。经常用生姜、艾叶、当归泡脚，可在一定程度上改善寒湿体质，有一定的祛湿作用。

花椒鸡血藤艾叶泡脚方

材料 花椒10克，鸡血藤20克，艾叶20克。

泡法 上述材料放入锅中，加适量水。大火煮10分钟，将药汁倒入盆中，加适量温水以没过小腿，泡脚15~20分钟，每天1次。

功效 花椒辛温，具有散寒祛湿的功效，而鸡血藤具有舒筋活络、活血化瘀的作用。用此方进行泡脚，可疏通经络、促进脚部血液运行，起到散寒祛湿作用。

温度

　　泡脚水的温度宜控制在38~43℃。太烫会伤害皮肤，并且导致双脚血管过度扩张，体内的血液更多地流向下肢，易引起心、脑、肾等器官供血不足。

时间

　　泡脚的时间控制在15~20分钟。时间短了效果不好；时间长了，皮肤在热水中泡得太久，容易导致皮肤干燥，而且容易加重心血管负担，使人出汗、心慌。

　　泡脚时间建议在晚上9点左右，这时人体气血虚弱，用热水泡脚，可以促进血液循环。泡完脚之后，再适当按摩一下足底，也有利于提高睡眠质量。

　　注意，饭后30分钟内不宜泡脚，以免影响到胃部的血液供给而导致消化不良。

泡脚次数

　　一般一天一次，但像湿热重的人，本身就很容易喉咙干燥、手心发热、大便干结，这类人群每周泡2次就可以了。

在泡脚的过程中，如果出现头晕、胸闷、心慌等不适，不要慌张，可先暂停泡脚，喝一杯温水补充水分，稍作休息，待不适缓解。泡脚中出现的不适，大多跟水温过高、泡脚时间过长或者自身的心脏功能有关，如果是水温和时间的问题，适当调整即可，但如果患有心脏病或高血压，就不宜用热水泡脚了。

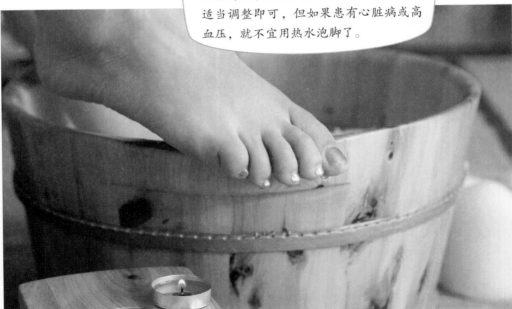